急性缺血性脑卒中

防治康复科普一本通

吴颖 方堃 主编

上海大学出版社

图书在版编目(CIP)数据

急性缺血性脑卒中防治康复科普一本通 / 吴颖, 方堃主编. —上海：上海大学出版社, 2023.10
ISBN 978-7-5671-4830-7

I.①急… II.①吴… ②方… III.①急性病-脑缺血-脑血管疾病-防治②急性病-脑缺血-脑血管疾病-康复 IV.①R743.31

中国国家版本馆CIP数据核字（2023）第188328号

责任编辑　陈　露
封面设计　缪炎栩
技术编辑　金　鑫　钱宇坤

急性缺血性脑卒中防治康复科普一本通

吴　颖　方　堃　主编

上海大学出版社出版发行
（上海市上大路99号　邮政编码200444）
（https://www.shupress.cn　发行热线 021-66135112）
出版人　戴骏豪

＊

南京展望文化发展有限公司排版
上海普顺印刷包装有限公司印刷　各地新华书店经销
开本 890 mm × 1240 mm　1/32　印张 7.5　字数 160 千
2023年10月第1版　2023年10月第1次印刷
ISBN 978-7-5671-4830-7/R·42　定价 50.00 元

编委会

序

　　以急性缺血性脑卒中为代表的脑血管疾病是危害人类健康的重要疾病之一。人类认识卒中，并与之"战斗"的历史源远流长。众多科学家、临床医学工作者用毕生的努力为科学的脑卒中防治体系建设呕心沥血。

　　进入21世纪以来，随着科学技术的飞速进步，以脑血管造影术、计算机断层扫描术（CT）和磁共振成像（MRI）等代表的医疗检查技术的应用，现代临床医生可以直观地观察到急性缺血性脑卒中的脑部血管病变，并为之实施溶栓、介入等一系列以畅通血管为目的的医疗技术。同时，在以"健康为中心"疾病三级预防的发展浪潮下，脑卒中的早期预防、快速识别、急救转运、早期救治、早期康复也从理念到实践不断地推陈出新。

　　当急性缺血性脑卒中预防、诊治、康复等技术日新月异的同时，我们医务工作者也深刻认识到科学有效地开展脑卒中专业知识普及，使更多的大众正确认识脑卒中、积极主动预防脑卒中，才能真正提升我们国家的脑卒中防治能力。

　　非常高兴看到《急性缺血性脑卒中防治康复科普一本通》的编纂和出版。希望本书能够成为大众科普的"口袋工具书"，通

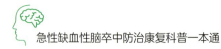

过对急性缺血性脑卒中预防、急救、诊治、康复和护理等知识的学习，促使居民百姓成为自己健康的守护使者，为夯实国家及上海市急性缺血性脑卒中防治体系建设筑牢基础。

董　强

2023年10月

尊敬的读者：

　　非常荣幸能够为大家呈现这本《急性缺血性脑卒中防治康复科普一本通》。

　　随着人口老龄化趋势的加剧，急性缺血性脑卒中的发病率也逐年上升。脑卒中不仅给患者本人带来了身心的痛苦，也给家庭和社会带来了沉重的负担，已经成为危害我国城乡居民健康的重大健康问题。随着医学科技的进步，医学界对于急性缺血性脑卒中的发病机制和疾病特征的认知正在不断进步，相应其预防、诊疗和康复技术也已经有了很大的突破。大量的临床研究显示：早期预防、早期救治、全程康复等多维度立体的综合救治措施，能够最大限度降低急性缺血性脑卒中带来的危害，维护生命健康。

　　为普及急性缺血性脑卒中救治知识，提升人民大众防治意识，让更多非医疗专业人员也能够系统、全面地了解急性缺血性脑卒中预防、治疗、康复的知识要点，提高健康素养，由本项目组所在的上海市普陀区利群医院牵头，邀请资深的脑卒中医学专家组成编写团队，立足科普的角度，用浅显易懂的语言编撰了本书，使读者不仅可以知晓急性缺血性脑卒中的医学技术进展和防治要

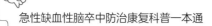

点，也能够充分了解医疗机构是如何开展脑卒中救治服务，为搭建良好的医患关系，起到积极促进作用。

本书的编写专家均具有丰富的临床经验和科研背景，保证了本书内容的权威性和可靠性。编写专家从脑卒中的基本概念、病因与发病机制等方面入手，围绕"时间就是大脑"观念，重点介绍脑卒中的急救处理、治疗最新进展。此外，本书也重点强调了针对急性缺血性脑卒中开展预防和持续康复的重要性和必要性。通过控制危险因素、健康生活方式和定期体检等措施，减少脑卒中的发生；科学的康复训练和综合护理能极大地提高脑卒中患者的生活质量，以及躯体和心理的功能恢复。最后，本科普书为读者汇总提供了急性缺血性脑卒中诊治的常用临床评估量表，以及最新诊治指南的权威资料来源，供需要进一步学习的读者参考和使用。

希望通过本书的阅读，读者朋友能够对急性缺血性脑卒中有更为全面和深入的了解，期待通过医患、家属的共同努力，切实降低急性缺血性脑卒中疾病的发生率、病死率和致残率。

最后，衷心感谢大家对本书的支持和关注！如果本书能对您的健康有所帮助，我们将感到非常荣幸！

祝愿大家身体健康，生活幸福！

本书编委会

敬上

目　录

第 1 章　急性缺血性脑卒中基本介绍

第 2 章　脑卒中的预防

第 5 章　急性缺血性脑卒中的康复

第 7 章　急性缺血性脑卒中的社区管理

第 ① 章　急性缺血性脑卒中基本介绍

　　脑卒中是全球范围内主要的死亡原因之一，也是导致残疾和丧失生活质量的主要原因之一，危害人们身体健康，并对家庭、经济、社会造成重大影响。脑卒中包含缺血性脑卒中和出血性脑卒中，不同类型的脑卒中需要不同的治疗措施。急性缺血性脑卒中是一种常见的神经系统疾病，也被称为脑梗死。急性缺血性脑卒中的临床表现多种多样，根据受累血管的位置和程度不同，症状也有所不同。常见的症状包括面部肌肉无力或麻木、肢体无力或麻木、言语不清或言语障碍、感觉异常、视力障碍、平衡障碍等。近年来，随着医疗的发展，脑卒中得到了更多认识与研究。在世界范围内，很多机构致力于脑卒中的防治，帮助患者恢复正常生活。

1.1　认识大脑

1.1.1　大脑有哪些结构?

　　为了更好地理解急性缺血性脑卒中，我们首先需要了解大脑的基本结构和生理构造，这能够帮助我们理解脑卒中患者会出现偏瘫、语言功能障碍等不良症状的原因，以建立急性缺血性脑卒中防治康复的基本概念。

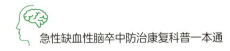

脑是中枢神经系统的主要部分之一，也是我们身体中最为复杂的器官之一。人类的各项能力，如控制体温、感知温度和疼痛、进行决策和思考，都是由我们的大脑结构逐步演化而来的。当我们试图理解这些结构的时候，其实也就是在追溯人类的进化史。

通常而言，人脑是由以下几个主要部分组成，即脑干、小脑、间脑和大脑（端脑）。其中，脑干位于脑的基础部分，也是最为原始的部分，其控制着自主神经系统和基本生命功能，如呼吸和心跳。小脑位于脑的后部，在协调运动和平衡方面发挥着重要作用。间脑是仅次于端脑的中枢高级部位，位于脑干与大脑（端脑）之间，其结构复杂，负责除嗅觉以外的绝大多数感觉

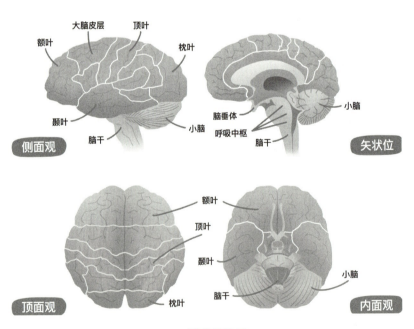

脑整体分区

的传导转换，也负责各类意识感觉的初步整合功能。最后，大脑（端脑）占据了头骨内的大部分空间，是最为复杂的一部分，负责人类认知和情感功能。

大脑是我们神经系统最高级的部分，由左、右两个大脑半球组成，两半球间有横行的神经纤维相连接。如我们通常所认知的一样，大脑的半球表面呈现沟、裂交错的结构，沟、裂之间隆起的部分叫脑回，结构上由浅到深区分，大脑可划分为皮质、髓质和基底核等三个部分。大脑皮质由覆在端脑表面的灰质，主要由神经元的胞体构成。皮质的深部由神经纤维形成的髓质或白质构成。髓质中含有灰质团块，即基底核。纹状体是基底核的主要部分。研究显示：纹状体损伤会产生舞蹈病（肌张力下降，运动过多过快）及震颤麻痹、全身肌张力增高、运动迟缓等（与脑卒中带来的损伤息息相关）。

大脑皮层是大脑最外侧覆盖的一层大脑皮质，主要由灰质构成，是所有重要的脑功能的关键区域。理解大脑，不仅要知道大脑皮层的结构和功能，还要知道大脑皮层里那些复杂的神经元的功能。为理解这些问题，科学家至少花了200年，也仅仅做到了大体的初步了解。

根据前文中所说的沟、裂的分布和针对功能区的研究成果，人们通常将皮层分为额叶、顶叶、颞叶、枕叶、岛叶等区域，不同的区域对应的功能不同。例如，额叶最前面的前额皮层负责人类最高级的执行功能，如决策、目标设定等，人格、气质等心理特质的生物基础也在这个部位。额叶的后部是运动皮层，通过给运动神经和随意肌发送信号来控制躯体运动。大多数人的左前额皮层还负责产生语言（布洛卡区）及模仿学习的镜像神经元，一旦该部分受损（如卒中后遗症），就会使得语言功能受损。顶叶主要负责感觉，包括加工触觉、温度、痛觉和应激觉，并将这些信息传达给额叶。其中，左顶叶还主要负责数学、逻辑推理和语音来源定位，右顶叶则主要帮助我们在三维空间里定位。颞叶负责人的听觉外，还负责理解语言（威尼尔克区），识别面孔。枕叶负责接收来自眼睛的信息，并与其他皮层协同工作。上述的几个区域称为初级加工皮层，约占皮层的一半，另一半则被称为联合皮层，初级加工皮层处理完感觉刺激后，联合皮层给予解释、执行。

目前，人们仅仅只对大脑的功能分区及大脑内的单个神经细胞如何处理信息的了解比较清晰，而对整个大脑复杂的网络结构

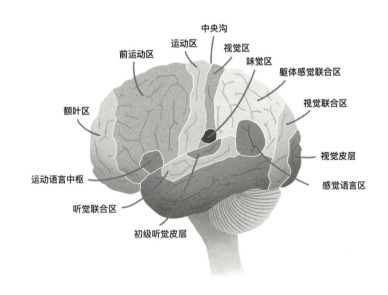

大脑细化分区

还知之甚少。对大脑中成千上万的神经细胞如何互相协同来发挥记忆、语言、信息处理、决策判断等高级功能，仍理解得比较粗浅。因此，脑科学仍旧是现在及未来很长一段时间里的前沿科学。急性缺血性脑卒中的预防、治疗、康复的理论与实践和脑科学进展更是息息相关，有待持续的研究和探索。

1.1.2 脑血管是如何构成的？各有什么结构特点？

脑血管是指供应大脑和脑组织的血管系统，主要由动脉系统、静脉系统和毛细血管构成。

动脉系统按来源和分布又可分为颈内动脉系统和椎-基底动脉系统两部分。颈内动脉分大脑前动脉和大脑中动脉，供应大脑半球前3/5部分的血液。双侧椎动脉起自锁骨下动脉第一段，在脑桥尾端汇合成基底动脉，各自发出包括大脑后动脉在内的很多

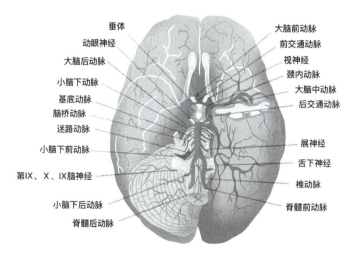

垂体
动眼神经
大脑后动脉
小脑下动脉
基底动脉
脑桥动脉
迷路动脉
小脑下前动脉
第Ⅸ、Ⅹ、Ⅺ脑神经
小脑下后动脉
脊髓后动脉

大脑前动脉
前交通动脉
视神经
颈内动脉
大脑中动脉
后交通动脉
展神经
舌下神经
椎动脉
脊髓前动脉

大脑动脉

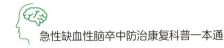

分支，供应脑干、小脑和大脑半球后2/5部分的血液。双侧颈内动脉系统和基底动脉在大脑底部有交通动脉互联，形成一套完整的动脉网络。

静脉系统分浅、深两组，大脑浅静脉主要收集大脑皮质的血液，汇入邻近的硬脑膜窦，主要属支：① 大脑上静脉，收集大脑半球内侧面上部和外侧面上部的静脉血，行向大脑纵裂，注入上矢状窦。② 大脑中静脉，收集大脑外侧沟附近的静脉血，注入海绵窦。③ 大脑后静脉，收集大脑下面的静脉血，注入横窦或岩上窦。大脑深静脉引流大脑半球深部的静脉血，主要属支：① 大脑内静脉，收集大脑半球深部、间脑、脉络丛和基底核的静脉血，在室间孔后方会合而成。左右大脑内静脉在第三脑室顶并列至松果体上方并成大脑大静脉。② 基底静脉，起自前穿支，左右各一，行向后上，注入大脑大静脉。③ 大脑大静脉，是短粗的静脉

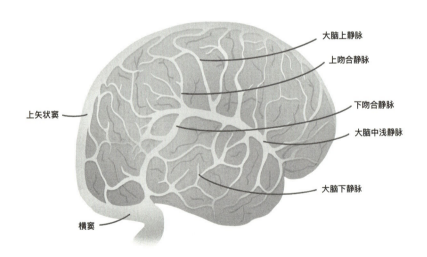

大脑静脉

干，由左右大脑内静脉合成，向后注入直窦。

脑血管的动脉壁较薄；静脉壁缺乏平滑肌、无瓣膜，静脉不与动脉伴行，形成独特的硬脑膜窦。血液与神经元间有血脑屏障，此屏障有重要的临床意义。

大脑的血液供给主要是两大系统和四大动脉，即颈内动脉系统左右分支（2支）和椎-基底动脉（2支，左右各1支）。供应整个脑动脉的血液约70%是来自颈内动脉系统，供应着脑的前部。20%～30%来自椎-基底动脉系统，供应着脑的后部。把脑内两大供血系统紧密联系在一起的动脉称之为大脑动脉环（威利斯环）。它位于脑内，如同现代化城市的环形立交桥，将两大动脉系统连接成为统一体，有效地整合了脑部血液循环，在脑血供发生障碍时起到一定的调节作用。如果某部位血管发生紧急的"缺血"危险信号，威利斯环上的其他血液通路，就会快速地转运血液，以解燃眉之急。

脑血管构成复杂而精密的网络，通过长期的进化，脑部形成了十分有效的血液供应和代偿保障机制，确保大脑得到持续的血液供应和氧气供给。脑血管的结构特点使其在供应大脑所需血液、氧气和养分的同时，保护脑组织免受损伤并维持正常的神经功能。通过适当的血流自动调节和血脑屏障的存在，脑血管系统能够提供适当的代谢支持，并且对异常血流情况和外界因素有一定的抵抗力。

1.1.3　为什么脑血管病会损害脑组织？

那么，脑血管病为什么会损害脑组织呢？到底是怎么回

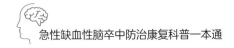

事呢？

众所周知，虽然人类的脑组织有着坚固的外壳和丰富的血液供给系统，但容易从内部被攻破。脑组织生理代谢的特点是耗氧量大而又几乎没有能源物质的储存。因此大脑每分每秒只能依赖于血液的供应，从中获得氧的成分。一个成人的脑，每分钟需要50～60毫升氧、75～100毫克葡萄糖的能量供给。为了维持这种不间断的需求，每分钟人体有800～1 000毫升的血液流经过脑，才能保障维持正常活动所需能量。仅占机体体重约2%（1 300～1 520克）的脑，却占据了全身供血量的20%。因此，脑组织对血液供应的依赖性很强，对缺氧十分敏感。一旦流经脑的血液供给发生障碍，如脑的动脉血流中断10～30秒，神经细胞就会受到损害，但还尚可恢复；若血流中断3～5分钟，神经细胞就会受到严重损害，较难恢复正常；如果持续中断30分钟，神经细胞就会发生严重破坏，功能就会永久地丧失。

从宏观来看，脑血管虽然构成网络，但各动脉系统的周边网络平时不一定完全开放。如果某一动脉发生急性闭塞，其他动脉来不及进行侧支循环的代偿，就会造成闭塞动脉分布区的缺血。另外，大脑深部的动脉分支均较细小，这些被称为深穿支的动脉多为终末动脉，更缺少侧支循环，因此这些区域的缺血性脑卒中更为多见。

从微观上来说，脑动脉的管壁较相同口径的其他器官的动脉要薄。动脉壁通常可分为3层，中层为血管平滑肌。而脑小动脉几乎没有肌纤维，外层的弹力纤维也较少，因此脑动脉，尤其是脑小动脉相对比较薄弱。当它们发生病理变化时，不仅管壁失去弹性，而且更加脆弱，这往往是缺血性卒中和出血性卒中的发病基础。

脑血管疾病，不论是出血性还是缺血性，其结果都会直接影响脑部的血液循环，使脑组织即刻产生缺血与缺氧的改变，从而造成严重威胁人类健康的不良事件，甚至导致患者死亡。

1.2 认识脑卒中

1.2.1 什么是脑卒中?

脑卒中（cerebral stroke）又称"脑血管意外"（cerebralvascular accident，CVA），中医称为中风，是一种急性脑血管疾病，是指由于脑血管疾病引起的脑部血液供应中断或减少，导致脑部组织缺血、缺氧、坏死等病变的疾病。在我国，每12秒就有1人发生脑卒中，每21秒就有1人死于脑卒中。调查显示，脑卒中现已成为我国第一位死亡原因，也是中国成年人残疾的首要原因。脑卒中具有发病率高、死亡率高、致残率高、复发率高、经济负担高的"五高"特点。

常见的脑卒中症状包括突然出现的面部、手臂或腿部无力、言语困难、突然丧失平衡和协调能力、突然出现视力问题、突然出现剧烈头痛等。脑卒中的病因最主要的是多种因素长期作用下造成的动脉粥样硬化，硬化的血管壁比较脆，容易在外界某种因素的作用下形成梗死或者是破裂、出血，也就是发生了脑卒中。引起动脉粥样硬化的危险因素，包括年龄、家族史、高血压病、高脂血症、糖尿病、抽烟等，控制这些危险因素就可以减少脑卒

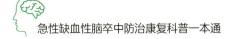

中发生的几率。

脑卒中是一种严重的疾病，可能导致脑部永久性损伤、残疾甚至死亡。如果怀疑自己或他人可能患有脑卒中，<u>应立即就医</u>。

1.2.2 脑卒中如何分类？

根据脑部血液供应受累的机制和类型，脑卒中可以分为两大类：缺血性脑卒中和出血性脑卒中。

（1）缺血性脑卒中

指由于脑血管的血流减少或完全阻断而导致的脑部缺血和细胞死亡。这种类型的脑卒中是最常见的脑卒中类型，在所有脑卒中病例中比例最高，占70%～80%。

缺血性脑卒中主要包括血栓性脑梗死（脑血栓形成）、栓塞性脑梗死（脑栓塞）、腔隙性脑梗死和短暂性脑缺血发作。

1）血栓性脑梗死：是由于脑动脉发生粥样硬化，使血管内腔逐渐狭窄甚至完全闭塞所引起的一种缺血性脑卒中。此病患者占缺血性脑卒中患者总数的一半以上，他们多为55～65岁的中老年男性。血栓性脑梗死患者多在睡觉等安静的状态下发病。发病初期，这类患者可出现肢体麻木、无力、头晕、头痛等症状；在发病后的2～3日内，可出现半侧肢体无法活动、失语、意识障碍、昏迷等症状，严重者可发生瘫痪甚至脑死亡。

2）栓塞性脑梗死：是由于患者身体其他部位血管（多为心脏与四肢的大血管）中的血栓脱落后进入并堵塞脑动脉而引起的一种缺血性脑卒中。此病患者多为20～40岁的风湿性心脏病、房颤、亚急性细菌性心内膜炎等疾病的患者。栓塞性脑梗死起病急，患者在发病前多无先兆症状，在发病后可出现头痛、呕吐、意识不清、偏瘫等症状。

3）腔隙性脑梗死：是由于患者大脑深处的微小动脉发生了闭塞，引起脑组织发生缺血的一种缺血性脑卒中。此病患者多为糖尿病、动脉硬化、血脂异常等疾病的患者。腔隙性脑梗死患者在发病后，一般仅会出现注意力不集中和记忆力下降等症状。一些病灶较大、较多的腔隙性脑梗死患者还可出现肢体运动障碍、感觉障碍或共济失调性偏瘫等症状。

4）短暂性脑缺血发作：是一种非常常见的由脑内小血管堵塞引起的急性腔隙性缺血性脑卒中。此病患者多为高血压、糖尿病、冠心病、血脂异常、脑血管硬化等疾病的患者。在发病时，这类患者可出现口唇发麻、口齿不清、一侧肢体麻木无力、头晕、一过性意识丧失、单眼视力障碍、头痛、眩晕、耳鸣及吞咽困难等症状，这些症状可在24小时内完全消失。研究发现，短暂性脑缺血发作患者在初次发病后若未进行有效的治疗，他们在未来的3～5年内发生严重缺血性脑卒中（如血栓性脑梗死、栓塞性脑梗死等）的几率高达35%以上。

（2）出血性脑卒中（hemorrhagic stroke）

指脑血管发生破裂或渗漏，导致脑内或脑膜下出血。尽管出血性脑卒中相对较少，但它们倾向于更严重且有潜在危险。

出血性脑卒中有两种主要类型：

1）脑出血（intracerebral hemorrhage）：这种类型的脑卒中发生在脑组织内部的血管破裂，导致血液渗漏到周围脑组织中，损害脑功能。

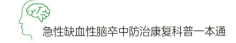

2）蛛网膜下腔出血（subarachnoid hemorrhage）：这种类型的脑卒中发生在位于脑表面的蛛网膜下腔中的血管破裂，导致血液进入蛛网膜下腔，使脑膜下腔充血。

了解脑卒中的分类对于确诊、治疗和预防非常重要，因为不同类型的脑卒中可能需要不同的管理和干预措施。加强对全民普及脑卒中危险因素及先兆症状的教育，有利于提高大众对脑卒中的一级预防和就诊意识，才能真正防治不同类型的脑卒中。

1.2.3　脑卒中对人体的影响有哪些?

脑卒中对人体的影响取决于脑部受损的程度、发生的区域及个体的整体健康状况等。脑卒中对人体可能导致以下几方面的不良影响。

（1）神经功能障碍

主要表现为运动功能障碍，包括肢体瘫痪、肌肉无力、动作不协调等。

（2）言语和沟通问题

脑卒中常常对言语和沟通能力造成影响。这可能表现为失语症（失去语言能力）、构音障碍（语音发音困难）或语言流畅度受损。这使得患者难以表达自己的意思或与他人有效地交流，从而影响与外界的沟通。

（3）感知和感觉障碍

脑卒中可能导致感知和感觉的问题。这包括视觉障碍，如视野缺损、模糊或视觉重影。触觉、听觉和平衡感也可能受到影响，导致感觉异常或晕眩。

（4）情绪和心理问题

脑卒中患者可能面临情绪和心理问题，包括抑郁、焦虑、易怒、情绪波动和自我认知困难。这可能与脑部损伤、生活变化和失去独立性等因素有关。

（5）并发症

脑卒中后可能出现一些并发症，如肺炎、深静脉血栓等，这些并发症可能进一步延长患者住院周期，影响患者的康复。

（6）后遗症

脑卒中后可能出现一些并发症和后遗症，如肌肉萎缩、肌肉痉挛、尿失禁、性功能障碍等。患者可能需要依赖他人提供日常生活活动的支持，如进食、行走、洗浴和穿着衣物等。康复过程可能需要时间和努力，对患者和其家人带来了不小的压力和挑战。

此外，脑卒中还可能引起认知障碍、记忆问题、注意力不集中和思维能力下降等。脑卒中对患者的生活质量产生了显著影响。脑卒中是一种严重的疾病，早期识别、紧急治疗和康复是关键。尽管脑卒中的影响可能持久且多方面，但通过康复治疗、药物管理、心理支持和适应性手段，患者可以重建功能和改善生活质量。

1.2.4　为什么急性缺血性脑卒中危害特别大？

据2008年我国居民第三次死因调查结果公布，脑血管病已成为国民第一位的死因。我国每年死于脑卒中者约有150万人，

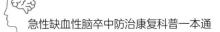

全国新发脑卒中约200万人。我国脑卒中死亡率高于欧美国家的4～5倍，是日本的3.5倍，甚至高于印度、泰国等发展中国家。

近20年监测结果显示，脑卒中死亡人数年增长率达8.7%。中国的慢性病防控目标要考虑国际社会设定的基础，过去40年脑卒中发生率在发达国家降低了42%，但在发展中国家翻了一番。

据测算，每年因为脑卒中的直接和间接经济负担达到400多亿，对社会和家庭都是灾难性破坏。我国存活的脑卒中患者有600万～700万，其中3/4都留有不同程度的后遗症，重度致残约占40%以上。脑卒中可能导致各种严重的残疾和功能障碍，如瘫痪、失去语言能力、失去记忆能力等。脑卒中还会增加其他健康问题的风险，如高血压、心脏病、糖尿病等。这些健康问题可能进一步加重患者的病情和不良后果。这些后遗症可能严重影响患者的生活质量，甚至需要长期的康复治疗。脑卒中不仅对患者的身体健康造成影响，还会给患者带来心理上的困扰。失去某些功能、依赖他人的生活及面对长期的康复过程可能引发患者的抑郁、焦虑等心理问题。时间一长，患者本人感到痛苦，家属也将承受经济和精神上的重担，对于贫困家庭更是天大的灾难，对社会也造成了难以估量的损失。

总而言之，急性缺血性脑卒中存在发病率高、死亡率高、致残率高、复发率高、经济负担高的五大特点，不管从国家层面、从医疗层面，还是从个人家庭层面，都造成了严重的损失，危害极大。因此，预防脑卒中、早期发现和及时治疗脑卒中都非常重要，以减少危害和改善患者的生活质量。

1.3　开展脑卒中防治的历史

1.3.1　世界范围内，什么时候开始重视脑卒中的防治?

脑卒中的概念很久之前就被提出，无论是东方还是西方都有对脑卒中的描述，但由于科学技术水平的限制，其发展一直很慢。19世纪末至20世纪初尸检解剖等研究的结果让人们了解到了脑血栓形成、脑栓塞及脑出血等不同病理类型。20世纪中期，人们对于脑出血有了较多的认识。通常认为突发头痛伴随神经功能缺损的患者可以被诊断为脑出血。但由于缺失影像学检查的条件，通常只有尸检时才能够明确诊断。

1945年，美国总统罗斯福因突发头痛伴随意识障碍去世，其临床医生详尽的描写让脑卒中得到了广泛的关注。在这个时期，一群优秀的神经内科医生涌现出来，包括著名的Miller Fisher、Adamas等对脑卒中有了许多临床上新的认识。但对于治疗来说主要还是以阿司匹林止痛、苯巴比妥镇静为主，甚至有些科学家认为离断交感神经可以治疗血管痉挛。

在20世纪中叶及以后的数10年中，脑卒中的病理生理学机制不断发展的过程中，肝素、华法林、阿司匹林等一系列抗凝、抗血小板药物被逐步发现并走上历史的舞台。血管造影技术的发展能够帮助医生发现动脉瘤、颅内动脉的闭塞等病因，进而推动了脑卒中治疗的进步。

同样开始于20世纪中叶（1948年入组第一例受试者）的佛明翰研究（Framingham Hearth Study）打开了心脑血管疾病预

防的新篇章。1967年和1970年发表的美国退伍军人管理局试验（Veterans Administration Trials）证实了血压的管控可以降低脑卒中、心肌梗死及其他血管性死亡的发生率。1970年高胆固醇血症被发现与冠心病的发生显著相关，但和脑卒中发生的相关性却非常复杂。一直到现在的研究中，仍然存在各种相互矛盾的结论，这主要是因为脑卒中相较于冠心病而言存在多种致病原因。所以在纳入不同标准的情况下高胆固醇血症与脑卒中的关系变得扑朔迷离。但我们仍然能够确信，至少高胆固醇血症与大动脉粥样硬化性脑卒中关系密切。吸烟与脑卒中的关系则要到数十年后才被彻底揭示。随着越来越多的临床试验的实施，对于脑卒中的预防和治疗都得到了长足的发展。

而真正带来脑卒中甚至整个神经内外科治疗领域飞速发展莫过于神经影像学的发展。1972年世界上第一台商业化的头颅CT设备终结了神经科医生依靠临床观察和尸检诊治脑卒中的时代。1984年前后推出的第一台商业化头颅核磁共振设备，可以更加精准地区分缺血性脑卒中和出血性脑卒中。临床医生发现即使是最优秀的神经科医生仅通过临床症状也无法做到百分之百预估病变位置。同样被改变的还有一过性脑缺血的诊断标准，因为不少24小时内症状完全恢复的患者仍然遗留病灶。

1995年，发现组织纤溶酶原激活剂治疗3小时内的急性缺血性卒中会带来额外获益。此研究将缺血性脑卒中的临床治疗带入了一个新的时代。

2006年，强化他汀治疗显著降低缺血性脑卒中复发风险。

2015年，井喷式发表的多篇关于缺血性脑卒中急性期动脉内取栓治疗的大型临床试验将缺血性脑卒中的治疗推向了新的时代。

2023年，新一代的组织纤溶酶原激活剂TNK的临床试验结果发表。

1.3.2 世界上有哪些组织或机构专门致力于推广脑卒中的防治？

脑卒中作为全球范围内高致死性疾病而得到了人们的广泛关注。无论是我国还是世界范围内，都有很多组织致力于推广脑卒中的防治工作。

世界脑卒中组织（World Stroke Organization，WSO），世界范围内唯一一个专注脑卒中防治领域的全球性组织，其下属有卒中相关领域的约90个社会团体，其范围涵盖卒中防治组织、研究机构及患者支持机构等。世界脑卒中组织积极支持各个国家及地区的脑卒中防治工作，并定期发布脑卒中各项数据。

美国脑卒中学会（American Stroke Association，ASA）是致力于脑卒中防治工作的美国组织，其于1998年成立，隶属于美国心脏病学会。

欧洲卒中学会（European Stroke Organization，ESO）是欧洲卒中防治领域的代言人，其关注欧洲地区的脑卒中防治项目，并积极与全球脑卒中防治工作共同努力。其主要目的：提高对于脑卒中全方位的认知，制定公共政策，减少脑卒中死亡人数，改善中风患者的护理及中风患者的生活质量。欧洲卒中学会促进专业性及公共领域的卒中教育，通过国家/地区组织推进脑卒中教育，支持各国红十字会进行更广泛的脑卒中防治活动，鼓励各级组织部门开展脑卒中防治工作进而实现ESO的目标。

亚太脑卒中组织（Asia Pacific Stroke Organization，APSO）是2009年由亚太卒中协会和日本卒中论坛合并而成。APSO的宗旨也是推动亚太地区脑卒中预防与救治工作的积极开展，并为地区脑卒中政策制定提供帮助。

1.3.3　我国是如何开展脑卒中的防治工作？

脑卒中作为我国第一位致死性疾病，国家及各级人民政府、医疗机构均非常重视，为降低脑卒中的发生率和死亡率及不断推动脑卒中防治工作的全面进行而努力。卫生部于2011年启动脑卒中筛查与防治工程，并成立"卫生部脑卒中防治工程委员会"及专家组，后更名为"国家卫生健康委脑卒中防治工程委员会"。该委员会的主要职责是决定国家卫生健康委脑卒中防治工程的重大策略、事项和工作；组织卫生健康行政部门、医疗机构和公共卫生机构开展防治工作等。专家组的主要职责是为国家卫生健康委脑卒中防治工程提供政策建议和技术支持；配合国家卫生健康委研究制定相关诊疗规范和技术标准等。

在国家卫生健康委脑卒中防治工程委员会的指导下开展的各级医院的中国卒中中心建设项目为整个脑卒中的防治提供了平台。卒中中心建设是建立脑血管疾病急性期多学科联合协助医疗救治及规范化的诊疗服务体系，充分发挥各地卫生行政管理部门和医院领导的组织化管理的作用，探索建立以患者为中心的多学科合作模式，提高各地脑血管病诊疗服务水平。我国的卒中中心是整合神经内科、神经外科、介入科、急诊、重症、康复、护理、医技等多平台资源对脑卒中的高效救治诊疗单元。卒中中心建设将分两级四层，两级指高级卒中中心（综合卒中中心）和卒中防治中心两级，其中高级分为示范高级卒中中心和高级卒中中心（含建设）两层，卒中防治中心分为示范卒中防治中心和卒中防治中心两层。

由于当前各医院脑血管病及相关专业发展模式不同、学科建设各具特色，目前我国实际运行的卒中中心主要为以下模式。

1）融合型卒中中心：为包含卒中相关专科学组的独立病区。在急诊科设有卒中急救团队，直接参与诊断和收治急性脑血管病患者等工作。根据患者病情，及时与卒中中心内各相关专业学组协同救治。

2）嵌合型卒中中心：卒中中心隶属于某个优势学科（如神经内科或神经外科等）设立的脑血管病病区。卒中患者由急诊科诊断明确后，由卒中中心进行救治，其他相关学科专家组成的协作组对卒中患者联合救治。

各区域内卒中中心定期对下属卒中中心进行培训、监管、督导，积极推广脑卒中防治领域新技术，并组织各级机构进行脑卒中领域的研究及新技术的开发。

1.3.4　什么是上海市脑卒中预防与救治服务体系？

为更好地开展上海市脑卒中预防和救治服务工作，在《上海市加强公共卫生体系建设三年行动计划（2011年～2013年）》支持下，复旦大学附属华山医院牵头开展了"上海市脑卒中预防及救治服务体系"（Shanghai Stroke Service System，4S）的建设。
2013～2016年间，上海市脑卒中预防及救治服务体系初步形成了
11家市级脑卒中临床救治中心及25家区级脑卒中临床救治中心
的服务网络。并通过信息化管理、规范化培训及定期脑卒中相关
医疗质量控制的实施，协同提高上海市脑卒中预防与救治水平。
2017年起，上海市脑卒中预防与救治服务体系逐步纳入了部分社
区医院，作为脑卒中筛查、诊断及随访网络的延伸。

　　2014年，上海市脑卒中预防与救治服务体系首次发布了《上
海脑梗死急救医院地图》（全国首张脑卒中急救地图），同时启动
每年对上海市医疗急救系统120进行培训，希望能够让广大患者
朋友在第一时间得到有效救治。2017年，随着城市人口向郊区的
逐步扩张，上海市脑卒中预防与救治服务体系发布了《2017版上
海市脑卒中急救地图》，2019～2021年间分别更新了第3版至第5
版《上海市脑卒中急救地图》。截至2022年底，上海地区共有60
家医疗机构具备急性脑卒中的急救能力和较高的急救质量。

　　上海市脑卒中预防与救治服务体系同样担任着基层医生培训
及定期患者教育工作。每年10月29日的"世界卒中日"前后，
会有集中面向上海市居民的脑卒中宣传活动。

1.3.5　上海市脑卒中预防与救治工作包括哪些内容？

　　目前，上海市脑卒中预防与救治服务体系建设主要依托各级
医院进行，并积极与媒体、社会团体等协作进行脑卒中相关知识
的宣传及脑卒中患者的支持工作。

　　上海市脑卒中预防与救治工作主要分为健康宣教、一级预

防、急性期治疗、康复治疗、二级预防及随访等。

健康宣教是减少脑卒中发生，识别并积极救治脑卒中的根本。上海市脑卒中预防与救治服务体系在上海市政府的支持下与各种媒体积极合作，积极宣传脑卒中可防可治的各种知识。一方面，广大市民可以定期筛查脑卒中发生风险并进行相应控制；另一方面，如遇到自己或身边人罹患脑卒中，可第一时间送往医院进行急救进而获得更好的治疗效果。

一级预防主要是由各级医院的脑卒中筛查门诊及基层社区医院对健康居民进行的脑卒中危险因素筛查，进而从根源上减少脑卒中的发生。

急性期治疗主要涵盖脑卒中发生4.5小时内的静脉溶栓治疗，以及相应大动脉闭塞患者的急诊取栓治疗，或超过溶/取栓时间窗患者的急性期治疗，并制定二级预防策略的治疗。此部分治疗主要是由各级医院进行。上海市神经内科临床医疗质量控制中心对各级医疗机构定期进行关键指标质控，并进行反馈，督促其进行整改进而提高其脑卒中急性期治疗服务水平。

经过急性期治疗后大部分脑卒中患者存在躯体功能障碍，各级医院康复科及康复机构接纳并对此类患者进行积极康复治疗，以帮助更多患者重返正常生活。

脑卒中患者较正常同龄人再次发生脑卒中的概率大大增加，积极药物治疗并定期随访其危险因素可以降低脑卒中再发风险。上海市各级医院均积极开设脑卒中专病门诊，为脑卒中患者提供可持续性随访及监控，以期降低脑卒中复发风险。

第 ② 章　脑卒中的预防

　　在对脑卒中有了基本认识后，我们需要了解脑卒中的病因和危险因素，有助于预防疾病。脑卒中的病因有很多，分为可改变因素和不可改变因素。不可改变因素包括年龄、性别、家族遗传性因素，如高龄患者、女性、有家族遗传史者脑卒中患病率较高。可改变的危险因素，如高血压、糖尿病、高血脂、冠心病患者的脑卒中发病率较高，因而控制慢病症状十分重要。脑卒中在青壮年人群中也有一定发生概率，不可掉以轻心。

　　具有高血压、血脂异常、糖尿病、房颤或瓣膜性心脏病、吸烟史、肥胖、缺乏运动、脑卒中家族史等8项脑卒中危险因素中3项及以上者，或有短暂性脑缺血发作，或既往有脑卒中病史者被定义为脑卒中高危人群。对于高危人群，应定期复查与脑卒中危险因素相关的血液生化指标。脑卒中的筛查尤为重要，是控制疾病发生的重要步骤。在社区卫生服务中心也建立了脑卒中的筛查机制，以更好地识别脑卒中高危人群，预防脑卒中的发生。缺血性脑卒中的预防包括一级预防和二级预防。脑卒中的一级预防是指具有脑血管病危险因素还没有发生卒中的高危人群，针对这些危险因素积极地进行早期干预，减少脑卒中的发生率。对于高危人群，改变不健康的生活方式，如戒烟、减少饮酒、保持适当的体重和进行适度的体育锻炼，有助于预防脑卒中的发生。

2.1 缺血性脑卒中的病因

2.1.1 引起脑卒中的病因有哪些?

TOAST分型方法已被广泛应用于临床。根据临床特点及影像学、实验室检查，TOAST将缺血性脑卒中分为5个类型，各类型的病因不同，具体分类标准如下。

1）大动脉粥样硬化性卒中（LAA）：这一类型患者通过颈动脉超声波检查发现颈动脉闭塞或狭窄（狭窄≥动脉横断面的50%）。血管造影或MRA显示颈动脉、大脑前动脉、大脑中动脉、大脑后动脉、椎基底动脉狭窄程度≥50%。其发生是由于动脉粥样硬化所致。

2）心源性脑栓塞（CE）：这一类型是指包括多种可以产生心源性栓子的心脏疾病所引起的脑栓塞。

3）小动脉闭塞性卒中或腔隙性卒中（SAA）：患者临床及影像学表现具有以下3项标准之一即可确诊：一是有典型的腔隙性梗死的临床表现，影像学检查有与临床症状相对应的卒中病灶的最大直径＜1.5 cm；二是临床上有非典型的腔隙梗死的症状，但影像学上未发现有相对应的病灶；三是临床上具有非典型的腔隙性梗死的表现，而影像学检查后发现与临床症状相符的＜1.5 cm的病灶。

4）其他原因所致的缺血性卒中（SOE）：SOE临床上较为少见，如感染性、免疫性、非免疫血管病、高凝状态、血液病、遗传性血管病以及吸毒等所致急性脑梗死。这类患者应具备临床、CT或MRI检查显示急性缺血性脑卒中病灶以及病灶的大小及位置。血液病所致者可进行血液学检查，并应排除大、小动脉病变以及心源性所导致的卒中。

5）不明原因的缺血性卒中（SUE）：这一类型患者经多种检查未能发现其病因。

以上5个病因分类中，LAA、CE以及SAA是临床上常见的类型，应引起高度重视；SOE在临床上比较少见。故在病因分类中应根据患者的具体情况进行个体化的检查。

2.1.2　年龄、性别和脑卒中发病有什么关系?

人体的血管可以类比于房子中的管道，随着使用年限的增加，管道也开始逐渐老化。所以随着年龄的增长，缺血性脑卒中发生的风险逐步增高。另外，随着年龄的增加，罹患高血压、糖尿病、血脂异常等慢性疾病的人群也逐渐增多，这些危险因素作用于人体时间的逐渐延长，同样增加了缺血性脑卒中发生的风险。高龄患者（＞75岁）与普通老年患者相比，心源性栓塞所占比例显著升高。

女性由于雌孕激素的保护作用，在绝经前的发病率与男性相比显著下降；但进入绝经期后的女性与同年龄段的男性相比缺血性脑卒中发病率接近。另外，在我们国家，女性吸烟、饮酒人群远少于男性，所以相同年龄段男性患者罹患缺血性脑卒中的比例明显高于女性。女性人群预期寿命高于男性，故总体缺血性脑卒中患者中女性患者人数高于男性。

2.1.3 为什么高血压、糖尿病和血脂异常者容易得缺血性脑卒中？

高血压、糖尿病和血脂异常是非常常见的缺血性脑卒中危险因素。同样用房屋内的水管作比喻，高血压相当于系统的水压大大增加，一方面会导致水管漏水（出血性脑卒中），另一方面损伤小动脉的管壁进而造成小动脉的闭塞引起缺血性脑卒中的发生。同样高血压会增加心脏（水泵）的负荷，引起心脏结构的改变，进而增加心源性脑卒中发生的风险（下文详述）。

糖尿病，因为血糖水平增加影响血管的正常功能。通常，糖尿病严重时可能会产生其他并发症，如周围血管神经或者大动脉的病变。有些则会引起脑动脉狭窄或者闭塞，从而出现脑梗死。同时患上糖尿病，还会导致脑部小血管病变，所以会引起腔隙性的脑梗死或脑微出血。因此，糖尿病和脑卒中之间存在密切关系。

血脂异常可导致动脉粥样硬化。如果颈动脉或椎动脉中某一条或多条血管管壁出现动脉粥样硬化斑块，这好比老化的水管有很多锈垢，斑块的碎片一旦掉落，就可能顺着血流进入脑动脉造成脑梗死。即使这些斑块很稳定不会掉落，但随着斑块的进展，就像水管上的锈垢越来越大、越来越多，管腔就会狭窄，水流通过的量减少，故远端局部组织得不到足够的血供就会发生梗死。

高血压、糖尿病、血脂异常经常和高盐、高糖、高脂的饮食以及精神压力大、运动少等不良生活习惯相关。这些危险因素经常共同存在、相互影响，进而增加了缺血性脑卒中发生的风险。

这类似我们居住的房子，这些危险因素往往是系统性的，不仅影响6楼（大脑）的水管，同样可以影响5楼（颈动脉、椎动脉、锁骨下动脉等）、4楼（心脏、胸主动脉）、3楼（腹主动脉、肾动脉及肾脏）、2楼（髂动脉）及1楼（双下肢动脉）等。而这些脏器的损伤又会反过来影响脑卒中的发生。

2.1.4 什么是心源性脑卒中？

心源性脑卒中是指心脏相关的疾病所造成的缺血性脑卒中。这其中包括心房颤动、瓣膜性心脏病、卵圆孔未闭、扩张型心肌病、新近发生的心肌梗死、室壁瘤、心房黏液瘤、亚急性感染性心内膜炎等。

心源性脑卒中的发生机制类似房子的水箱出了问题，如水箱中出现了脏东西（血栓、赘生物、肿瘤组织等）或水箱的隔墙出了问题（卵圆孔未闭合）。这些脏东西在源头上流向各个楼层（不同组织器官），所以患者不仅仅会发生缺血性脑卒中，同样也会导致肾梗死、脾梗死等疾病。

心房颤动是心源性卒中发生的最常见原因。正常人群中，心房和心室依次按节律收缩进而推动人体血液循环。心房主要收集体循环和肺循环回到心脏的血液，心室则将心房中的血液输送到全身各处。人体为了保证心室的正常工作，会有房室结这样一个"门卫"对来自心房的电节律进行过滤，从而保证心室正常的收缩。心房在正常收缩节律时，"门卫"会让每一个来自心房的电活动正常通过。而发生心房颤动时，"门卫"就会阻隔掉大部分来自心房的电活动而随机的让部分电活动下传到心室。虽然这个时候心室仍在正常工作，但由于下传的电活动是随机的，所以我们触摸患者的脉搏的时候会感到强弱不等、节律绝对不齐的脉搏波。有时候房室结这个"门卫"让太多的来自心房的电活动下传至心室，就会有一个大于100次/分的心室率（如在120次/分左右），这样我们人体能够感受到心慌不适，我们称之为快房颤。而有时候房室结这个门卫仅让小部分来自心房的电活动下传到心室，我们的心室率在60次/分以内，称之为慢房颤。有时候心房颤动是一直发生的，我们称之为持续性房颤；而另一些时候心房颤动是间歇性发生的，称之为阵发性房颤。无论是快房颤还是慢房颤、持续性房颤还是阵发性房颤都存在着心房的不完全收缩，这里就像河流的回水湾，血流在这里形成了大量的湍流，容易形成血栓。就如越来越大的崇明岛，大家或许对这种血栓形成能够有一些感性认识。这些血栓往往是松散的红色血栓，在心房再次开始运动时（即阵发性房颤，这也是为什么有时候急诊医生并不急于给心房颤动患者恢复正常心房节律的原因）或血栓达到一定程度时会发生脱落，通过心室进而走向全身。当血管的管径小于血栓的直径时就会造成血管的堵塞，进而造成一次缺血性疾病的发生。而当这个血栓在大脑中时就发生了缺血性脑卒中。左心耳是心房颤动血栓栓塞的主要来源，90%～100%的非风湿性心脏病心房颤动患者血栓可能来源于左心耳。所以无论是什么样的房颤都需要大家的警惕，因为它们往往会带来一些灾难性的事件。

瓣膜性心脏病同样是心源性卒中发生的重要原因。30多年前当大家的生活水平尚处在温饱阶段时，瓣膜性心脏病是超过冠心

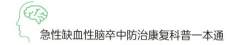

病的发生率的。而随着这30年来大家生活水平的不断提高，卫生条件的不断改善，瓣膜性心脏病的发生率已经远低于冠心病的比例。瓣膜性心脏病可以是心脏结构改变所导致的单纯瓣膜结构的改变，如关闭不全、脱垂等，也可以是感染造成的心脏瓣膜的赘生物甚至瓣膜穿孔等。心脏瓣膜是连接心房心室，以及心房或心室与身体其他部分血管的门户。它们正常开闭可以维持心脏正常结构、功能；它们异常工作除了带来心脏结构功能异常外，也容易在其表面附着血栓，甚至细菌造成的菌栓。想象鱼缸水泵扇叶上那厚厚的水藻，心脏的瓣膜也同样会出现这样的情况。所以一旦发生严重的瓣膜性心脏病还是需要去心脏外科医生处就诊并规范服用药物，甚至需要进行手术。而对于部分手术后的患者来说积极的药物治疗也是非常有必要的。

卵圆孔未闭是一个很神奇的存在。卵圆孔是我们作为胎儿时期心脏内非常重要的结构，它能够将母体通过胎盘运送给我们的养分和氧气直接运往全身各处。而当婴儿出生时第一声哭啼的时候，肺部扩张，肺循环压力下降，这个结构就开始被功能性封闭。而大部分人在1岁左右卵圆孔会达到解剖上的闭合。但很不幸仍然有约20%（不同研究的结果在10%～30%，依研究人群不同而异）的人在3岁以后仍存在卵圆孔未闭合。这些人将终身存在的卵圆孔未闭合。在这些人群中大部分人是无症状的，也不需要处理。部分人会与偏头痛相关。而少部分人会造成缺血性脑卒中。主要原因是，正常情况下来自周身的血液会先通过右心房、右心室进而进入肺部毛细血管网，这毛细血管网就像鱼缸的滤网一样能够阻隔大大小小的血栓。肺内存在纤维溶解系统，大部分血栓能够在肺内被溶解从而解除危险。太大的血栓会造成肺动脉栓塞，这个不在我们这次讨论的内容中。正常从肺部回到左心房和左心室的血液除了富含氧气且是洁净没有血栓的。当有些人存在着很大的卵圆孔未闭合孔洞或者位置不好时，来自身体其他部分的血液会在患者用力、屏息、搬重物等情况下出现右心房向左心房的分流。这些来自身体其他部分的小的血栓有一定概率进入走向全身的动脉系统，和前面心房颤动的栓子一样会停在管径小于栓子直径的地方，进而造成缺血性脑梗死。判断患者脑梗死的病因为卵圆孔未闭合所造成的时候需要非常的慎重，毕竟有将近五分之一的患者存在卵圆孔未闭合。

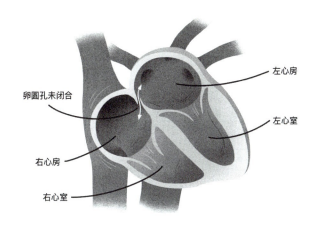

卵圆孔未闭

2.1.5　青壮年也会得脑卒中吗?

青壮年也会得脑卒中! 青壮年卒中通常是指18～50周岁年龄范围内罹患脑卒中。虽然联合国可持续发展目标组织计划在2030

年降低1/3的包括脑卒中在内的非传染性疾病负担，但在过去的10年中，青壮年卒中在全世界范围内增加了50%。

与老年患者不同，青壮年脑卒中患者有更长的预期寿命和更大的经济负担。因此，虽然青壮年缺血性脑卒中总体发生率较老年患者相比更低，但依然需要我们积极应对。

青壮年缺血性卒中的发病原因与老年患者类似但仍有不同。其中大动脉粥样硬化型占16.6%，小动脉闭塞型占比14.8%，心源性栓塞占比19.0%，其他确定病因占比22.7%，未确定病因占比26.9%。与老年患者相似，大动脉粥样硬化型脑卒中主要与传统血管危险因素（肥胖、高血压、高血糖、高血脂、吸烟等）相关。小动脉闭塞型脑卒中分为遗传性脑小血管病及散发型脑小血管病。心源性脑卒中的病因分为结构异常和心律失常，主要包括心肌病或心脏肿瘤性病变、心脏瓣膜病以及卵圆孔未闭等。其他确定病因包括抗心磷脂抗体综合征、自身免疫性疾病（如系统性红斑狼疮、干燥综合征等）、动脉夹层、法布里病、Ⅱ因子缺乏、Ⅴ因子缺乏、违禁药物滥用、恶性肿瘤、线粒体异常（如线粒体脑肌病）、烟雾病、放射后血管病、可逆性脑血管收缩综合征、血管炎。青壮年脑卒中也有经过完整筛查后仍无法确定病因的脑卒中患者。相较于老年患者，青壮年脑卒中的其他确定原因和未确定病因型明显较多。

2.1.6　脑卒中会不会遗传？

脑卒中的发生具有遗传倾向。著名的佛明翰研究（Framingham Study）发现当父母曾在65岁以前罹患脑卒中时，后代脑卒中发生的风险提高了2.79倍（95% CI 1.68～4.66）。早发性卒中对于后代的遗传倾向更加强烈。

但是缺血性脑卒中的遗传方式是多元的，有些是通过危险因素风险增高（如家族性高血压、家族性高胆固醇血症等）进而增加缺血性脑卒中发生风险，有些通过多基因共同作用方式影响其发生风险，而仅有少部分缺血性脑卒中的遗传方式是通过单基因遗传而影响脑卒中发生的。

常见的单基因遗传性脑卒中包括：

1）常染色体显性遗传病合并皮质下梗死和白质脑病：这是一种常染色体显性遗传疾病，其致病基因为NOTCH3，发病初期常伴随偏头痛发作，发病过程中表现为反复发作的皮层下梗死并逐步进展为血管性痴呆等。

2）常染色体隐性遗传性脑动脉病及动脉硬化伴皮质下梗死及白质脑病：这是一种常染色体隐形遗传性疾病，其致病基因为HTRA1，在患者20岁时出现脱发，20～30岁期间逐渐出现颈椎病，30岁左右开始出现脑卒中的发生，30～50岁期间逐渐出现痴呆。

3）法布里病：这种疾病是编码a-半乳糖苷酶A（GLA）的基因发生突变造成的。其表现为早发型脑卒中、胆管扩张及白质高信号。多数患者同样存在神经痛等表现。目前有能够进行替代治疗的药物治疗。

4）视网膜血管病变伴白质脑病：该疾病由TREX1基因突变造成，患者常在40岁左右出现视力或记忆力的减退、癫痫发作、偏瘫和构音障碍。目前该疾病尚无有效治疗，患者在发病5～10

年后去世。

5）镰状细胞病：这是人类历史上第一个被发现的分子遗传病。其主要是影响编码血红蛋白 β 链的基因突变造成。此类患者常发生溶血性贫血、轻度黄疸、颅内及身体其他部位血管闭塞等。

除了遗传因素以外，共同的生活方式也会造成家族甚至地区卒中发生率水平升高，如我国北方人群脑卒中发生率显著高于南方人群。

2.2 脑卒中的筛查

2.2.1 什么是脑卒中高危人群？

顾名思义，脑卒中高危人群就是容易罹患脑卒中的人群。我们根据人们已有的脑卒中危险因素将人群分为低危、中危和高危人群。脑卒中的危险因素有哪些呢？脑卒中的危险因素包括上述提到的高血压病、血脂异常、糖尿病、房颤或瓣膜性心脏病，还包括吸烟、缺乏运动、明显超重或肥胖、脑卒中家族史或既往病史。通常，高危人群的判定依据为具有高血压、血脂异常、糖尿病、房颤或瓣膜性心脏病、吸烟史、明显超重或肥胖、缺乏运动、脑卒中家族史等8项脑卒中危险因素中3项及以上者，或有短暂性脑缺血发作，或既往有脑卒中病史者。

如何定义超重或者肥胖呢？根据《中国超重/肥胖医学营养治疗指南（2021）》，有两种方法定义肥胖。第一种是通过身高和体重来计算体质指数（BMI），计算方法是：

$$BMI（kg/m^2）=体重（kg）÷身高^2（m^2）$$

BMI正常范围为18.5～23.9 kg/m²，24～27.9 kg/m²为超重，≥28.0 kg/m²为肥胖。例如，一个成年男性体重为75 kg，身高1.65米，他的BMI为27.5 kg/m²，就属于超重。

另一种是通过腰围来定义腹型肥胖，或称为中心性肥胖。如果男性腰围≥90厘米，或者女性腰围≥85厘米就称为中心性肥胖。读者朋友可以算一算或者量一量，看看自己是否属于超重或肥胖。

什么是缺乏运动呢？每周运动≥3次、每次中等强度及以上、运动≥30分钟或从事中、重度体力劳动者视为经常有体育锻炼；反之，则为缺乏运动。中等强度的运动可通过运动后心率来估算，一般心率达到60%～75%最大心率（HRmax）可算为中等强度运动。最大心率的估算方式为HRmax=207−0.7×年龄。例如，一位60岁的大爷最大心率HRmax=207−0.7×60=165次/分，那么这位大爷运动后心率达到99～124次/分就算是中等强度运动。中等体力劳动是指如锯木头、卡车、拖拉机或建筑设备等运输操作，锻造，风动工具操作，粉刷，间断搬运中等重物，除草，锄田，摘水果和蔬菜等。重度体力劳动是指搬重物、铲、锤锻、锯刨或凿硬木、割草、挖掘等。

每天只抽1支烟算有吸烟史吗？偶尔抽一支呢？对于吸烟的定义是一生中连续或累积吸烟6个月及以上。每天抽1支也算吸烟史，间断吸烟也算。

短暂性脑缺血发作怎么理解？短暂性脑缺血发作是指由于部

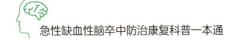

分脑、脊髓或视网膜缺血导致的短暂的神经功能障碍，一般症状持续时间不超过24小时，头颅核磁共振上无急性脑梗死病灶。我们所谓的"神经功能障碍"是指一侧肢体的麻木、无力，或者言语含糊、吞咽困难、饮水呛咳，或者单眼黑矇等部分脑缺血症状；如果脑缺血很快改善，这些症状就会消失，可以恢复正常，颅内也没有留下病灶，我们就称之为短暂性脑缺血发作。

如果舅妈的父亲中风了，算有脑卒中家族史吗？脑卒中家族史是指三代以内的近亲有脑卒中病史。三代以内的近亲是指自己的父母、亲兄弟姐妹、祖父祖母、外祖父祖母等有血缘关系的近亲，舅妈和自己没有血缘关系，所以不算家族史。

2.2.2 脑卒中如何进行筛查？

2009年起，国家卫生健康委员会启动脑卒中筛查与防治工程，开展高危人群筛查与防治试点。2011年，在国家层面正式成立脑卒中防治工程委员会，完善脑卒中防治工作领导机制，专题研究部署脑卒中防治有关工作。各省级卫生健康行政部门也成立领导小组，推动以基地医院为防治技术中心的防治网络的建立。国家财政部、卫健委设立了"医改重大专项"——脑卒中高危人群筛查与干预项目，通过中央财政支持开展社区、乡镇高危人群筛查干预为主的脑卒中高危人群筛查和干预项目，印发《缺血性脑卒中筛查与防控指导规范》，规范筛查干预和支架植入等技术。通过研究和推广脑卒中高危人群筛查和干预适宜技术，建立并完善防治工作体系和长效机制，努力降低脑卒中发病率、复发率、致残率和死亡率。与此同时，中央财政对基地医院医务人员开展早期诊断、早期干预、早期治疗等培训为主的脑卒中高危人群筛查与防治新技术推广项目。普及推广脑卒中急救适宜技术，印发《脑卒中防治指导规范》和相关病种诊疗规范、临床路径等并开展培训推广。

脑卒中高危人群的筛查工作就是对特定社区人群开展脑卒中危险因素的筛查。一般针对40岁以上成年人展开，基于社区卫生服务中心，通过问卷调查的方式，请被筛查人员填写关于吸烟、体重、运动情况、既往病史及家族史方面的内容。除了调查问卷，筛查工作一般还会对人群进行现场血压测量、综合调查问卷及血压检查结果来判定人群的风险状态。

对于高血压病、糖尿病、血脂异常、房颤或瓣膜性心脏病、脑卒中家族史、短暂性脑缺血发作及既往脑卒中等病史，需要经过二级及以上医院的明确诊断。在人群筛查中，如现场血压测量发现收缩压≥140 mmHg，或者舒张压≥90 mmHg，也可定义为患有高血压病。高胆固醇和高甘油三酯血症也是脑卒中的常见风险因素。定期检查血液中的胆固醇和甘油三酯水平，如果超过正常范围，则需要进一步检查。糖尿病是脑卒中的独立危险因素。定期检查血糖水平，如果血糖高于正常范围，则需要进一步检查。心脏病，特别是心房颤动，是脑卒中的危险因素之一。定期检查心脏功能和心电图，如果有异常，则需要进一步检查。

建议符合筛查条件的居民朋友积极参与社区筛查，并鼓励身边亲友一起参加，早期发现自身存在的危险因素，早期预防，避免脑卒中悲剧发生。在填写调查问卷时，需根据自身的真实情况认真回答问卷，以便医务人员能准确判定脑卒中风险等级，并给予相应预防措施的医学建议和指导。

2.2.3 如果被判定为高危人群，应该定期复查哪些指标？

对于脑卒中高危人群，我们建议定期复查与危险因素相关的血液生化指标，包括空腹血糖、糖化血红蛋白、总胆固醇、甘油三酯、高密度脂蛋白胆固醇、低密度脂蛋白胆固醇、同型半胱氨酸等。有心律不齐的患者，应定期复查心电图。

正常成人空腹血糖应在 6 mmol/L 以下，若有典型糖尿病"三多一少"（多饮、多尿、多食、体重下降）的症状、一次空腹血糖 ≥ 7 mmol/L，即可诊断为糖尿病。如果空腹血糖在 6～7 mmol/L 之间，则诊断为"空腹血糖受损"；如果餐后两小时血糖在 7.8～11.1 之间，提示糖耐量异常，说明具有成为糖尿病的倾向，就要加倍注意饮食习惯和运动习惯。

为什么查了空腹血糖还要查糖化血红蛋白？糖化血红蛋白是一个可以反映过去 8～12 周血糖平均水平的指标，这个指标相对于空腹血糖更加稳定，且与检测前是否空腹、是否用药无关，所以既可以作为糖尿病的诊断指标，也可以用作糖尿病控制的监测指标。糖化血红蛋白由 HbA1a、HbA1b、HbA1c 组成，其中 HbA1c 占比较高且结构稳定，我们用它占成人血红蛋白的百分比来表示。一般成人 HbA1c 的正常值为 4%～6%，如果超过 6.5% 就可以诊断为糖尿病，对于患有糖尿病的脑卒中高危人群，我们建议将 HbA1c 控制在 6% 以下。

总胆固醇、甘油三酯、高密度脂蛋白胆固醇和低密度脂蛋白胆固醇这几个指标都是血脂指标。医务人员最关注的是低密度脂蛋白胆固醇（LDL），这个就是我们常说的"坏胆固醇"，低密度脂蛋白胆固醇增高与动脉粥样硬化严重程度密切相关。对于未发生过短暂性脑缺血发作或脑梗死的脑卒中高危人群，我们建议低密度脂蛋白胆固醇应低于2.6 mmol/L；如果既往已经发生过短暂性脑缺血发作或脑梗死，我们推荐低密度脂蛋白胆固醇应低于1.8 mmol/L。对于使用药物，尤其是他汀类药物（包括阿托伐他汀钙、瑞舒伐他汀、辛伐他汀、普伐他汀等）控制血脂的高危人群，我们建议还要定期复查肝功能、肾功能和肌酸激酶，因为他汀类药物可能会引起肝功能或肾功能损伤，还有一部分人可能出现肌肉酸痛、肌酸激酶增高等不良反应。一般建议3个月至半年复查一次，如果发现异常，应及时就诊，请专科医生帮助调整降脂用药。

研究发现，血液中同型半胱氨酸升高可能与血栓形成和动脉粥样硬化相关。维生素缺乏，如叶酸、维生素 B_6、维生素 B_{12}，可导致血液中同型半胱氨酸浓度升高。我们也常用叶酸治疗高同型半胱氨酸血症。

一般多久需要复查上述指标呢？我们推荐半年至一年复查一次。早期建议复查得密集一些，半年甚至3个月即可复查一次，尤其是那些已经超过正常值但未达疾病诊断标准，或者在正常值上限的指标；如指标稳定，后期可拉长复查的间隔，一年复查一次。一旦发现指标有异常，应及时就医，尽早干预，以降低脑卒中的发生风险。

2.2.4　脑卒中高危人群日常应注意哪些?

脑卒中高危人群日常应注意自身危险因素的控制和管理，如

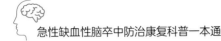

需服药，应按时规律服药，避免漏服和停药；同时应注意饮食管理、戒烟限酒、体重管理和加强体育锻炼。

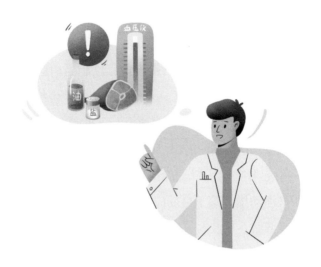

高血压的患者如何做好自我血压管理呢？部分高血压的患者觉得只要自己规律吃药，血压就会正常。其实这样是不完全正确的。首先，已经确诊为高血压的患者应遵从医嘱服药，服药应该规律，避免遗漏和自行停药；其次，高血压患者在服药期间需要经常测量血压，我们建议有条件的话，每天测量2~3次，并做好血压记录。有些高血压患者在自测血压时发现血压正常了，就自行停药；发现血压高了，再临时服用降压药物，这样其实对血压的管理是非常不利的。高血压患者在服用降压药物期间血压维持正常，这其实就是药物在发挥降低血压的作用，如果停药，血压就会快速上升，而临时服药会导致血液中药物浓度不稳定而达不到理想的降压效果。所以，我们建议高血压患者在服药期间监测血压，如果血压稳定在正常范围（收缩压120~140 mmHg，舒张压80～90 mmHg），那么应坚持规律服药；如果血压高于或者低于正常范围，应该及时就医，遵医嘱调整降压药物。

脑卒中高危人群的饮食需要注意什么呢？对于高血压的患者，我们推荐低盐饮食，通常是指每人每天摄入的食用盐不超过6克（大概是1/8个鸡蛋的重量）。做菜时除了食用盐，还要注意其他含盐调料（如生抽、蚝油、甜面酱等）也要少放；另外还要注意少吃腌制的食物，如腊肉、咸菜等。对于糖尿病患者，我们推荐低糖饮食，根据平时体力活动情况，在内分泌科医生的指导下调整饮食结构，控制食物摄入的总量，避免食用升糖过快的食物，如粥、含糖饮料、甜食糕点等，多吃优质蛋白。对于高脂血症的患者，我们推荐低脂饮食，降低食物中油脂的摄入，尤其是饱和脂肪酸的摄入。哪些食物中含有的饱和脂肪酸较多呢？主要是动物油脂，如牛、羊、猪的脂肪，少数植物油，如椰子油、可可油、棕榈油等也含有此类脂肪酸。总而言之，对于脑卒中高危人群的饮食，我们建议少盐、少油、少糖；多吃蔬菜、水果和粗粮，多吃优质蛋白，如鱼、虾、蛋、奶；少吃红肉，如牛羊猪肉，做菜尽量使用植物油。

吸烟与肺癌的相关性已经被广大民众所知，但吸烟对于脑卒中的危害却容易被人们所忽视。研究发现，吸烟容易引起心脑血管动脉粥样硬化，从而导致心肌梗死、脑卒中等心脑血管疾病。《2021年国家医疗服务与质量安全报告 神经内科专业 上海地区分册》中的数据提示，上海市急性脑梗死患者中男性的发病年龄比女性发病年龄更早，男性发病年龄高峰为60～70岁，而女性的发病年龄高峰为80岁左右，这其中主要的原因可能与男性患者的吸

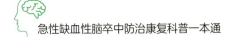

烟人数比女性高有关。所以，我们建议脑卒中高危人群如果正在吸烟，应戒烟；如果不吸烟，则应该避免二手烟危害。

对于超重和肥胖的脑卒中高危患者，我们建议控制体重，将体质指数降至正常范围。如何控制体重呢？首先是饮食控制，即"管住嘴"。建议控制饮食总量的摄入，降低碳水化合物饮食，即减少米、面等主食摄入；增加高蛋白食物的比例，即多吃优质蛋白食物；增加低能量、高膳食纤维的比例，即多吃绿叶蔬菜、水果、粗粮，减少红肉、油脂、精制糖及含糖饮料摄入，进食适当的坚果、豆类。其次是增加体育锻炼，即"迈开腿"。《中国超重/肥胖医学营养治疗指南（2021）》中提到运动减重存在显著的剂量-效应关系，即运动越多，减重越多。超重和肥胖个体每周至少150分钟中等强度运动以达到适度减重的效果；如要达到减重≥5%的效果，每周运动时间应达到300分钟，运动强度应为中-高强度运动量或运动能量消耗达每周2 000千卡路里及以上，并建议以有氧运动结合抗阻训练作为减重的运动方式。如果上述方法均不能达到减重效果，且合并代谢综合征或存在合并症，可以在综合评估后考虑减重手术。

2.3 脑卒中的一级预防

2.3.1 什么是脑卒中的一级预防？

由于脑卒中大多起病急、发展快、病情重，且存在高发病率、高复发率、高死亡率、高致残率、高经济负担这样"五高"的特点，它是一种严重危害人类健康的疾病，不但给患者带来痛苦，而且给家庭和社会造成巨大的经济和精神负担。预防脑卒中的发生比治疗脑卒中的意义更大，因此，对于脑卒中的预防我们应给予高度重视。

脑卒中的预防包括一级预防和二级预防。

那么，什么是脑卒中的一级预防呢？一级预防是指具有脑血管病危险因素还没有发生卒中的高危人群，针对这些危险因素积极地进行早期干预，控制其危险因素，防止或延缓脑卒中的发生，减少脑卒中的发病率。据目前中国的现状而言，减少脑血管危害和疾病负担最有效方法是应加强和重视患者首次发病前的一级预防。

根据《中国脑血管病一级预防指南2019》指出，脑卒中分为不可干预和可干预两种危险因素。其中，不可干预的危险因素包括年龄、性别、种族、遗传因素和出生体重。而可干预的危险因素共列出了20条，包括高血压、吸烟、糖尿病、心房颤动、其他心脏病、血脂异常、无症状颈动脉狭窄、饮食和营养、缺乏身体活动、超重与肥胖、代谢综合征、饮酒、高同型半胱氨酸血症、口服避孕药、绝经后激素治疗、呼吸睡眠暂停综合征、高凝状态、药物滥用、炎症和感染、偏头痛等。研究表明，在这些可干预的危险因素中，高血压、糖尿病、血脂异常、高同型半胱氨酸血症、心房颤动、超重与肥胖、吸烟、酗酒、饮食不规律、缺乏规律体育活动等这些危险因素，几乎与90%的脑卒中相关。

那么，我们该如何做好一级预防，减少脑卒中的发生呢？我们可以通过问卷调查的形式，对人群进行危险因素的筛查，以筛查出脑卒中高危人群，并针对他们的各项危险因素，进行有针对性早期干预，使其达标，进而防止或延缓卒中的发生。

2.3.2 哪些饮食方式对缺血性脑卒中有影响?

饮食方式对于预防缺血性脑卒中具有一定的影响。以下是一些预防缺血性脑卒中相关的饮食方式。

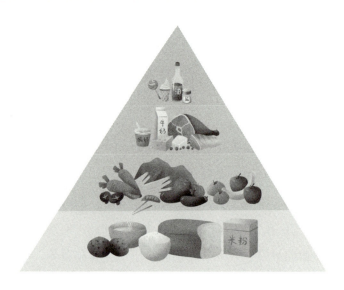

1）摄入水果和蔬菜：高膳食纤维的水果和蔬菜与较低的缺血性脑卒中风险相关。它们含有丰富的抗氧化剂、维生素和矿物质，有助于保护心血管系统的健康。建议每天摄入5份水果和蔬菜，如卷心菜、冬瓜、西红柿、生瓜、白菜、苹果、木瓜、哈密瓜、猕猴桃、黄桃等，患者都可以食用，有益健康。

2）低盐饮食：高盐摄入与高血压相关，是引发缺血性脑卒中的风险因素之一。减少摄入盐分有助于控制血压，建议限制每天的盐摄入量在6克以下。

3）远离高糖食物：高糖食物不建议患者食用，会引起并发症，危害健康。建议患者多吃低糖食物，如苦瓜、茼蒿菜、马齿苋、荸荠等。并建议脑血管病高危人群应定期检测血糖，必要时检测糖化血红蛋白或做糖耐量试验，及早识别糖尿病或糖尿病前期状态。

4）选择对人体有益的脂肪：饱和脂肪和反式脂肪与心脑血管疾病的风险增加有关。相反，不饱和脂肪（如橄榄油、坚果、鱼类）对心脑血管健康是有益的。因此，建议大家选择植物油替代动物脂肪，并适度食用坚果类和鱼类，尽量摄入适量不饱和脂肪，这样有助于保护心脑血管，从而降低脑卒中发生的风险。

5）控制胆固醇：高胆固醇血症可能导致动脉粥样硬化，增加缺血性脑卒中的风险。限制高胆固醇食物（如红肉、动物内脏、蛋黄等）的摄入有助于控制胆固醇水平。

6）控制饮酒：酒精的过量摄入与脑卒中风险增加相关。饮酒应适度，男性每天不超过2个标准饮酒单位，女性每天不超过1个标准饮酒单位。

以上建议仅为一般性指导意见，具体的饮食方式应根据个人的健康状况和医生的建议进行调整。

2.3.3　运动能预防缺血性脑卒中吗？

适度的运动可以在很大程度上预防缺血性脑卒中，并对心脑血管健康产生积极影响。过去的研究表明，与较高身体运动水平相关的人群患缺血性脑卒中的风险较低。有效运动主要指散步、太极拳等有氧运动；力量训练包括坐姿推举、腿部强化、阻力带

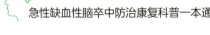

等，也可以利用小区的健身器材进行锻炼。下面将详细介绍运动如何预防缺血性脑卒中以及相关的科学机制。

1）有氧运动对心血管健康的影响：有氧运动，如快走、慢跑、游泳等，可以增强心脏肌肉的力量，并改善心肺功能。这样可以降低高血压、高胆固醇和动脉粥样硬化等心血管疾病的风险，从而减少缺血性脑卒中的发生。

2）控制高血压：高血压是导致脑血管病变和脑卒中的主要因素之一。适当的有氧运动可以帮助降低血压，增强血管弹性，并促进血液循环。长期坚持适度的有氧运动有助于控制和预防高血压。

3）调节血脂：高胆固醇血症是导致动脉粥样硬化的一个重要因素。有氧运动可以降低血液中的低密度脂蛋白胆固醇（LDL-C，俗称"坏胆固醇"），增加高密度脂蛋白胆固醇（HDL-C，俗称"好胆固醇"）的水平，从而降低动脉粥样硬化的风险。

4）增强血管功能：有氧运动可以增加血流量，促进新的血管形成（血管新生），改善微循环。这对于大脑供血充足非常重要，可帮助预防脑卒中的发生。

5）力量训练对心血管健康的影响：除了有氧运动，力量训练也对预防缺血性脑卒中具有积极影响。

6）提高基础代谢率：力量训练可以增加肌肉质量，提高基础代谢率，使身体在静态状态下也能消耗更多的能量。这有助于控制体重，预防肥胖与代谢综合征的发生，降低缺血性脑卒中的风险。

7）稳定血糖水平：力量训练能提高肌肉组织对葡萄糖的吸收和利用能力，促进血糖的稳定，有助于控制糖尿病，并减少导致脑卒中的糖尿病合并症的发生。

8）运动对其他危险因素的调节：除了对心血管功能的直接影响，运动还可以通过其他途径降低缺血性脑卒中的风险。

9）控制体重：运动可以帮助消耗多余的热量，减少体脂肪储存，从而控制体重。肥胖是导致高血压、高血脂和糖尿病的风险因素，与脑卒中密切相关。

总而言之，适度而规律的运动对预防缺血性脑卒中至关重要。

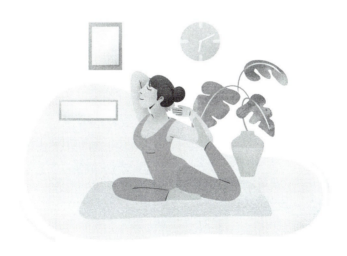

2.3.4 如何控制不良生活习惯？

控制吸烟和饮酒等不良生活习惯对于预防缺血性脑卒中和保护身体健康非常重要。以下是一些控制这些不良生活习惯的建议：

（1）戒烟

因为烟草中有害物质较多，吸烟是缺血性脑卒中重要且独立的危险因素。吸烟可增加脑卒中发病风险是明确的。因此，我们应动员全社会参与，在社区人群中采用综合性控烟措施，对吸烟者进行干预，包括心理辅导、尼古丁替代疗法、口服戒烟药物等，并且继续加强宣教工作，提高公众对主动与被动吸烟危害的认识。促进各地政府部门尽快制定公共场所禁止吸烟法规，在办公室、会议室、飞机场、火车站等公共场所严禁吸烟，以减少吸烟对公众的危害。

（2）限酒

尽量限制饮酒量，过量饮酒会增加患缺血性脑卒中的风险。根据《中国脑血管病一级预防指南2019》推荐，建议饮酒者应尽

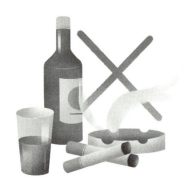

可能减少酒精摄入量或戒酒。男性每日饮酒的酒精含量不应超过25克，女性不超过12.5克。目前尚无充分证据表明少量饮酒可以预防脑血管病，但不饮酒者不提倡少量饮酒的方法预防心脑血管疾病。

（3）寻求帮助

如果您发现难以控制吸烟或饮酒习惯，寻求支持和帮助非常重要。您可以咨询医生、寻找戒烟或戒酒的专业计划，或加入支持小组。专业的支持和社交的支持能够提供正面的鼓励和指导。

（4）建立健康替代品

寻找健康的替代品可以帮助您戒除不良习惯。例如，如果您有吸烟的冲动时，可以试试嚼口香糖、咀嚼蔬果，或者找其他健康的替代方式转移注意力。在饮酒方面，可以尝试选择无酒精饮料或其他健康饮品替代酒精。

（5）培养健康的生活方式

除了戒烟和限制饮酒，培养健康的生活方式也是重要的，包括均衡的饮食、适度的体育锻炼、充足的睡眠和压力管理等。

控制这些不良生活习惯需要一定时间和意志力，但它们对于预防缺血性脑卒中和维持身体健康至关重要。

2.3.5 缺血性脑卒中一级预防需要吃药吗？该吃什么药？

早期预防缺血性脑卒中通常包括药物治疗和改善生活方式。药物治疗的具体方案应根据个人情况由医生决定，因为针对不同的风险因素和患者特点，可能会采用不同的药物。

以下是一些常用的药物类别，用于早期预防缺血性脑卒中：

（1）抗血小板药物

抗血小板药物可以帮助防止血小板凝聚，减少血栓形成的风险。最常见的抗血小板药物是阿司匹林、氯吡格雷、双嘧达莫、西洛他唑等，通常用于高风险患者，如有动脉粥样硬化病变、糖尿病或其他心血管疾病的患者。

（2）抗凝血药物

抗凝血药物（如华法林、肝素、达比加群、利伐沙班等）常用

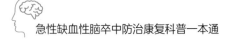

于特定类型的患者，如房颤患者，以预防心脏内血栓的形成，并减少血栓栓塞风险。使用此类药物需要严密监测和控制凝血指标。

（3）拮抗血脂药物

降低血脂水平也是预防缺血性脑卒中的重要方面之一。常用的降脂药物包括他汀类药物（如辛伐他汀、阿托伐他汀、瑞舒伐他汀等），以及其他类别的药物（如贝特类、纤维酸衍生物、依折麦布、PCSK9抑制剂等）。指南推荐他汀类药物作为首选药物，将降低低密度脂蛋白胆固醇（LDL-C）水平作为防控动脉粥样硬化性疾病危险的首要干预靶点。

（4）高血压药物

高血压是导致缺血性脑卒中的主要危险因素之一。合理选择和使用抗高血压药物，通过控制血压，有助于降低患缺血性脑卒中的风险。常见的抗高血压药物包括ACE抑制剂、ARB、钙通道阻滞剂、利尿药等。指南推荐：早期或轻度高血压患者应首先采用改变生活方式治疗，3个月效果仍不佳者，应加用抗高血压药物治疗。中度以上的高血压患者除应改进饮食习惯和不良生活方式外，应在医生建议和指导下，进行持续、合理的药物治疗。降压目标：普通高血压患者应将血压降至＜140/90 mmHg；伴糖尿病或蛋白尿肾病的高血压患者应进一步降至130/80 mmHg；65～79岁老年人可根据具体情况降至＜150/90 mmHg，如能耐受，还应进一步降低至＜140/90 mmHg；≥80岁的老人一般降至＜150/90 mmHg。

（5）糖尿病药物

糖尿病也是脑卒中的独立危险因素，糖尿病可使脑卒中的风险增加1倍以上。因此我们应定期检测血糖，必要时检测糖化血红蛋白或做糖耐量试验，及早识别糖尿病或糖尿病前期状态，除了改进生活方式、控制因素、加强适当的身体锻炼外，如果仍然不能达标的，指南推荐必要时口服降糖药或采用胰岛素治疗。一般糖尿病患者控制目标值为糖化血红蛋白<7.0%。

（6）降同型半胱氨酸药物

目前指南表明高同型半胱氨酸血症是脑卒中明确的危险因素。建议普通人群通过健康饮食，合理增加叶酸、维生素B_6和维生素B_{12}的摄入，可能有助于降低缺血性脑卒中的发病风险；如高同型半胱氨酸血症且既往有心血管病或糖尿病史的患者，采用叶酸联合维生素B_6、维生素B_{12}治疗，可能有助于降低脑卒中风险；高血压伴有高同型半胱氨酸血症的患者，在治疗高血压同时酌情加用叶酸可能会减少首次脑卒中风险。

需要值得强调的是，药物治疗应该基于个体的具体情况和医生的建议。每个人的病情和健康状况都是独特的，因此需要医生进行综合评估，并制定个体化的治疗计划。同时，药物治疗的同时要结合生活方式的改善，如控制饮食、增加适当的体育锻炼、管理体重和缓解压力等。请注意，在开始或改变药物治疗之前，务必咨询医生，并按照医生的指示正确使用药物，针对这些脑卒中的高危人群，能起到有效的预防作用，避免或延缓不良事件的发生。

第 ③ 章　脑卒中的急救与转运

　　脑卒中起病急而死亡风险高，因此，对于脑卒中患者需要及时进行识别和急救转运。国际上推出"FAST"原则作为脑卒中的预警。近年来，我们国内推荐需要牢记"BE FAST口诀"，及时拨打120。脑卒中最佳抢救时间是在3小时内，最好不要超过6小时，需要抓紧黄金时间。对于脑卒中患者，需要进行就近转运和优先转运。为了更好救治脑卒中患者，国家也提供了脑卒中急救地图和绿色通道。

3.1　脑卒中的识别与急救

3.1.1　如何快速识别脑卒中?

　　脑卒中，又称中风或脑血管意外，是一组由脑血管急性缺血或出血引起的神经功能缺损的临床综合征，通常包括脑出血、脑梗死、蛛网膜下腔出血等疾病，是目前造成人类死亡和残疾的主要原因。

　　脑梗死多发生在安静休息时或睡眠中，次日晨患者被发现不能说话、一侧肢体瘫痪。神经系统体征主要取决于脑血管闭塞的部位及梗死的范围。常见为局灶性神经功能缺损的表现，如失语、偏瘫、偏身感觉障碍。脑出血患者多在情绪紧张、兴奋、排便、用力时发病。由于脑血肿的占位及压迫，影响脑血液循环而产生颅内压增高和脑水肿，绝大多数患者出现头疼、呕吐、昏迷及偏瘫等共性症状。会因出血部位、出血量多少，症状会不完全相同，起病6小时内病情达到最高峰，严重者可引起昏迷、脑疝、死亡。

脑卒中往往发病突然、进展迅速，对于脑卒中患者来说，时间就是生命，早发现和早治疗对患者的预后及康复极为关键，能很大程度上降低脑卒中导致的致残率和致死率，因此，快速识别脑卒中尤为重要。2023年，国际上推出"FAST"原则作为脑卒中的预警：

F=Face，即"脸"，脑卒中患者常出现面瘫，主要表现为口角㖞斜、流涎、一侧鼻唇沟变浅或消失等。可嘱患者微笑或龇牙以助面瘫的判定；

A=Arm，即"手臂"，脑卒中患者常表现为肢体麻木无力等症状。可嘱患者双臂平举，观察其是否快速下落以助判断；

S=Speech，即"语言"，脑卒中患者可出现言语障碍，表现为言语含糊不清甚至不能言语，可嘱患者发声及说话加以评估；

T=Time，即"时间"，若发现上述三项中有一项存在，即提示可能为脑卒中，此时应将疑似患者迅速送至医院或立即拨打急救电话120寻求帮助。

国内部分学者将其数字化为"中风120"：

1看1张脸，不对称，口角㖞斜；

2查2只胳膊，平行举起，单侧无力；

0（聆）听语音，言语不清，表达困难；

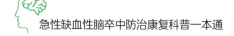

快打120，有上述任何症状。

3.1.2 "BEFAST"是什么?

"BEFAST"英语的原意：动作要快。我们这里所讲的是作为识别脑卒中早期症状的"BE FAST 口诀"：前5个字母各代表一个早期症状，最后1个字母是提醒一旦发现卒中症状，就要马上拨打急救电话，立刻就医：

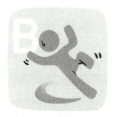

丧失平衡能力
Balence

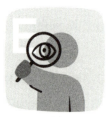

突发视觉困难
Eyes

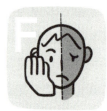

口角㖞斜
Face

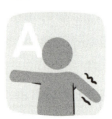

单臂手臂无力
Arms

说话含混
Speech

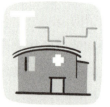

立刻拨打120
Time

"B"——Balance，即平衡，指平衡或协调能力的突然丧失。突然出现行走困难，患者常常觉得走路不稳，向身体一侧偏斜，或者做精细动作时变得比平时笨拙。

"E"——Eyes，即眼睛，指突发的视力变化、视物困难。常常表现为复视，通俗地说是看东西一个变两个，多伴随眼球向某个方向运动受限；也会表现为偏盲，即整个视野的左侧或右侧一半突然缺失；还会表现为双眼向一侧凝视。另外，一侧眼睛突然睁不起来也应受到重视。

"F"——Face，即面部，指突发的面部不对称、口角㖞斜。正对患者，看看患者两侧的鼻唇沟是否对称，有没有一侧变浅；再让患者咧嘴笑或者龇牙，观察是不是有一侧口角㖞斜。

"A"——Arms，即手臂，指手臂的突然无力感或麻木感，通常出现在身体一侧。将两只手臂平举，看是不是能举到相同的高度。如果可以，就进一步观察两侧手臂平举是不是可以坚持10秒。如果有一侧手臂不能上抬或是提前掉下来，就需要引起重视。除了手臂，还可以观察一下患者行走的时候有没有拖步，或者不能独立行走。

"S"——Speech，即语言，指突发的言语含糊，不能理解别人的语言。患者的表现可以是多样的，如说话突然变得含糊不清，或者完全说不出话，也可以是不能理解、交流没有反应、答非所问等。

"T"——Time，即时间，强调如果短时间内出现上述症状的任何一种，提示很可能发生脑卒中，务必立即就医，千万不能等待症状自行缓解或消失。这里的时间还有另外一层含义，是要求

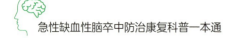

家属或者目击者牢记患者的发病时间，精确到几时几分，这将有助于急诊医生判断"时间窗"，制定治疗方案。

由于脑结构的复杂性，大脑、小脑等不同部位血管闭塞表现的症状不同，国际上近两年在"FAST口诀"基础上又增加了两个待识别症状，这两个症状的增加可以使公众在家自我识别卒中率由原来的70%提高到超过90%。

牢记"BEFAST"口诀，及时拨打电话！

3.1.3　脑卒中急救的黄金时间是什么？

脑卒中是致残、致死率最高的疾病，包括缺血性脑卒中和出血性脑卒中。缺血性脑卒中（脑梗死）占到急性脑卒中的80%，血管堵塞如果不第一时间开通血管，缺血的远端脑组织就会因为缺血而坏死，坏死速度为每分钟有190万个神经细胞凋亡。目前治疗脑梗死开通血管的方法有药物溶栓和机械取栓。静脉溶栓，界定的最佳时间窗口是3个小时内，可适当扩展至4.5个小时内。血管内治疗最佳时间是6小时内。近年有研究证明，经过严格的多模式影像学评估，部分患者的取栓时间可以延长至24小时以内。但是，随着时间的延长，静脉溶栓和血管内治疗导致的脑出血、无效开通等不良结局的比率也越来越高。因此，越早开通血管，缺血性脑卒中患者神经功能恢复越好。

出血性脑卒中通常是指脑血管破裂出血，起病急骤、病情凶险、死亡率非常高，是急性脑血管病中最严重的一种。脑出血抢救黄金时间需要根据脑出血的部位、出血量、神经缺损体征等具体情况进行具体分析。若出血量大，出现昏迷、瞳孔散大等体征，有手术指征的需要紧急手术治疗；出血量小，意识障碍不严重的患者，可采取保守治疗。

时间就是大脑，时间就是生命，脑卒中的急救，越早越好!

3.1.4　脑卒中的院前紧急处理包括哪些步骤?

脑卒中的院前紧急处理包括非医务人员的处理和"120"急救人员的处理。非医务人员主要是指患者发病时身边的亲属或同事等，目睹患者发病后可根据"BEFAST"口诀初步判断是脑卒中，并立刻拨打120急救电话，让患者停止活动，静卧休息，避免跌倒和坠落。意识清楚的患者，给予情绪安慰，保持镇静，避免紧张情绪。如患者有意识障碍或抽搐，需解开患者的衣领、裤带，取出假牙，保持呼吸道通畅；如患者有呕吐，应将头部偏向一侧，避免呕吐物误吸入气管。若患者出现了呼吸停止、心跳停止的情况，要立即进行人工呼吸，心肺复苏。在等待"120"过程中，应密切观察病情变化，如有血压计和血糖仪，可为患者测量血压和血糖。记录发病时间，准备好患者的社保卡及病历本，将患者平时的药物打包，准备带至医院。卒中可以是缺血性的，也可以是出血性的，所以切记不要给患者胡乱服用药物。

"120"急救人员的院前处理，包括以下步骤：

1）尽快进行简要评估和必要的急救处理，主要包括：① 处理气道、呼吸和循环问题；② 心脏监护；③ 建立静脉通道；④ 吸氧；⑤ 评估有无低血糖。⑥ 有条件时可应用脑卒中评估量表进行卒中评分，并识别大血管闭塞（large vessel occlusion，

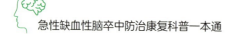

LVO）患者。

2）应迅速获取简要病史，包括：① 症状开始时间，若于睡眠中起病，应以最后表现正常的时间作为起病时间；② 近期患病史；③ 既往病史；④ 近期用药史。

3）应尽快将患者送往附近有条件的医院（医院所需具备的条件应包括能24小时进行急诊CT检查、具备溶栓和/或血管内取栓条件）。

3.2　脑卒中患者的转运

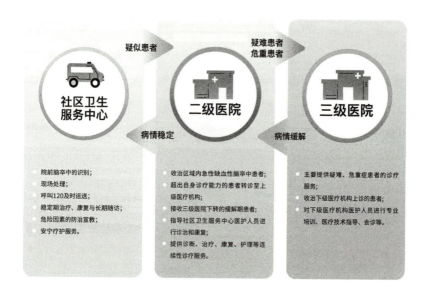

3.2.1　转运脑卒中患者需要注意哪些安全问题?

对疑似脑卒中患者转运前，应对患者进行简要的评估和紧急处置，当危及生命的情况得到初步控制，即可以开始转运患者。转运途中应严密观察患者生命体征、意识等，持续做好护理措施。转运患者，应遵循以下原则：

（1）就近转运

脑卒中发病时间至治疗时间之间的时间段（OTT）每减少1分钟，就能增加平均1.8天的健康生命时间；每减少15分钟，就能增加1个月的健康生命时间，并降低4%院内死亡率。及时将患者送至有脑卒中救治能力的卒中中心能够提高缺血性脑卒中静脉溶栓率和机械取栓率，增加患者成功治疗的比例。

（2）优先转运

脑卒中患者应优先转运至具有静脉溶栓和机械取栓救治能力的高级卒中中心。若不能满足以上条件，则转运至最近的卒中中心。我国各地区医疗资源发展情况不一致，卒中中心建设情况存在差异。因此，转运脑卒中患者应结合当地"脑卒中急救地图"建设情况和实际条件采用最优化的方案。

3.2.2 什么是脑卒中急救地图？

"脑卒中急救地图"是广大患者的"救命地图指南"，患者和家属可通过地图清晰明了地寻找到身边得到专业认证的脑卒中治疗医院，以得到最及时、最精准、最高效的救治。自2014年，上海市脑卒中预防与救治服务体系首次发布了《上海脑梗死急救医院地图》（全国首张脑卒中急救地图），截至2021年，已更新至第五版。截至2022年底，上海地区共有60家医疗机构具备急性脑卒中的急救能力和较高的急救质量。

3.2.3 脑卒中患者在 120 急救车转运过程中能得到哪些治疗?

除外紧急救治措施以外,患者在转院途中可获得下列一些救治。

1)输液和静脉通路:可提前建立静脉通路,并进行紧急输液治疗,但应避免多次尝试开通静脉通道而延误转运。

2)辅助供氧:有低氧血症的患者需要辅助供氧使血氧饱和度≥93%。

3)检验及相关检查:配备即时化验(point-of-care testing,POCT)的急救车可在车上完成相关的血液检验,以缩短急诊治疗及实验室检查时间。配备有车载CT的救护车可完成头颅CT平扫,甚至可尝试启动时间窗内静脉溶栓。以上救治措施均应在转运途中完成,不能延误患者的运送。

3.2.4 什么是脑卒中绿色通道?

绿色通道一般指简单、安全、快捷的方式和渠道。医疗绿色通道,是为了特殊患者如急诊、危重患者等提供的医疗救治优先通道,这些患者可以优先就诊、就医、取药等。

脑卒中绿色通道是由医院急诊医学科、神经内科、神经外科、神经介入、重症医学科、导管室、检验科、影像科等多学科组建的"脑卒中救治团队",同时进一步整合医院资源为患者进行紧急救治。一旦疑似脑卒中的患者送进医院,由首诊医生初步诊断后,会立即安排患者进入绿色通道做进一步的检查,包括头颅CT/MRI、血液化验、心电图等检查，同时启动救治方案，所有相关科室人员待命。通过影像学检查，首先将缺血性脑卒中和出血性脑卒中分开，然后分别进入相应的救治通道。从入院检查到治疗，时间大大缩短，优化了脑卒中患者就医流程，为患者赢得宝贵的救治时间。

静脉溶栓、机械取栓是目前降低缺血性脑卒中致残率和致死率的最有效方法，但由于脑卒中有效治疗的时间窗很短，因此开通脑卒中绿色通道，可以提高脑卒中患者静脉溶栓和机械取栓的比率，从而降低脑卒中致残率、致死率。

第 4 章　急性缺血性脑卒中的救治

　　在了解脑卒中的病因、预防及急救转运后，我们需要了解脑卒中的治疗方法。

　　目前对于急性缺血性脑卒中的救治措施主要有静脉溶栓、血管内治疗、药物治疗、支持性治疗等。静脉溶栓治疗是一种通过溶解形成血栓的药物来恢复脑血流的治疗方法，是最重要的恢复急性缺血性卒中患者脑血流的措施之一。治疗时间窗为发病4.5～6小时内，有相应的适应证和禁忌证，在治疗前需要进行体格检查、影像学检查、实验室检查等。静脉溶栓可能会出现颅内出血、过敏、血栓栓塞等风险和不良反应。血管内治疗是一种通过导管介入技术直接处理血管阻塞的方法，可以迅速恢复血流，减少或防止脑损伤。血管内治疗包括血管成形术和血栓取出术，也有一定的适应证和禁忌证。脑卒中的药物治疗主要包括抗血小板聚集药物、扩血管药物、脱水药物、降低颅内压药物等。对于住院患者的支持治疗和护理措施，也尤为重要。

4.1 急性缺血性脑卒中介绍

4.1.1 什么是急性缺血性脑卒中?

急性缺血性脑卒中（以下简称脑卒中），俗称急性脑梗死或脑中风，是各种原因导致的脑组织血液供应障碍，并由此产生缺血缺氧性坏死，从而引起脑功能障碍的一类疾病。这种中断或阻塞血流的原因通常是由于脑血管内的血栓形成或脑动脉狭窄/闭塞。急性缺血性脑卒是最常见的脑卒中类型，占我国脑卒中的69.6%～70.8%。急性期时间的划分尚不统一，一般指发病后2周内、轻型1周内、重型1个月内。

急性缺血性脑卒中的症状通常是突然发作的，并且包括以下表现：面部、手臂或腿部的突然无力或麻木，特别是一侧；突然出现丧失语言能力或理解能力；突然出现困惑、失去平衡或协调能力；突然出现丧失视力或双眼视力模糊；突然出现剧烈头痛等。

急性缺血性脑卒中在超早期需要紧急治疗，以尽快恢复脑血流，减少脑损伤。常见的治疗方法包括静脉溶栓治疗、血管介入治疗等。静脉溶栓治疗是指通过给予溶解血栓的药物，以尽快恢复脑血流；血管扩张治疗是指通过给予扩张血管的药物，以增加脑血流；血管内介入治疗包括血管内机械取栓、动脉溶栓、血管成形术，通过介入手术方式开通闭塞血管，手术治疗通常用于严重病例，如大面积脑梗死或血栓形成等。

预防急性缺血性脑卒中的方法包括控制高血压、糖尿病和高血脂等慢性疾病，保持健康的生活方式，如戒烟、限制酒精摄入、均衡饮食和定期锻炼等。及早发现并治疗与脑血管疾病相关的风险因素，也是预防脑卒中的重要措施。

4.1.2 急性缺血性脑卒中发病情况如何？

急性缺血性脑卒中是一种常见的脑血管疾病，其发病率在全球范围内都很高。根据世界卫生组织（WHO）的数据，每年全球约有15万人因急性缺血性脑卒中而死亡，使其成为全球死因的第二大原因。此外，急性缺血性脑卒中还是导致成人丧失功能，以及引起残疾和痴呆的主要原因之一。

发病率的具体情况可能因地区、年龄和人群而异。一些研究表明，发达国家的急性缺血性脑卒中发病率相对较高，可能与不健康的生活方式、高血压、高血脂、糖尿病等危险因素的普遍存在有关。然而，随着发展中国家人口老龄化和生活方式的改变，这些国家的急性缺血性脑卒中发病率也在逐渐增加。

近年来多项全国报告显示，脑卒中超过心血管疾病和肿瘤，成为第一死因。脑卒中的年死亡人数约为160万，死亡率达157/100 000。近14亿人口中，现有脑卒中患者750万，每年新发卒中病例250万，其中缺血性脑卒中约占70%。全国每年治疗脑卒中等脑血管病的费用为100亿～200亿元。脑卒中具有高发病率、高死亡率、高致残率、高复发率及经济负担重的特点，是当今危害公众健康的重要公共卫生问题。

我国住院急性缺血性脑卒中患者发病后1个月内病死率为2.3%～3.2%。3个月病死率9%～9.6%，致死/残疾率为34.5%～37.1%，1年病死率14.4%～15.4%，致死/残疾率33.4%～33.8%。

此外，年龄也是急性缺血性脑卒中发病率的重要因素。随着年龄的增长，人体血管功能逐渐下降，心血管疾病的风险也增加，因此老年人患急性缺血性脑卒中的风险更高。

总体而言，急性缺血性脑卒中的发病率较高，对个体和社会健康造成了严重影响。预防和控制高血压、高血脂、糖尿病等危险因素，改善生活方式，加强早期识别和治疗，对降低急性缺血性脑卒中的发病率具有重要意义。

4.1.3　急性缺血性脑卒中的救治措施包括哪些？

急性缺血性脑卒中的救治措施主要包括以下几种。

（1）静脉溶栓治疗

静脉溶栓是目前最主要的恢复血流的措施，药物包括重组织型纤溶酶原激活剂（如阿替普酶）、尿激酶和替奈普酶。阿替普酶和尿激酶是我国目前使用的主要溶栓药。现认为有效抢救脑部组织的时间窗为4.5小时内或6小时内。所以，一旦怀疑脑血管病要在最短的时间内到达医院，对于时间窗内的脑梗死患者目前最好的治疗方法是用药物溶解血栓，挽救部分尚未坏死的脑组织，每晚1分钟治疗，就会有190万个脑细胞死亡。有研究证明，发病在4.5～9小时的急性缺血性脑卒中患者经过评估，经过溶栓可挽救脑组织，尽管症状性出血风险增加，但并不抵消静脉溶栓的获益。

（2）血管内治疗

对于怀疑大血管闭塞的患者如果发病6小时内可以行急诊血管内治疗，开通堵塞的大血管。一种是首先药物溶栓，血栓没有溶开的情况下，用导管取出血栓，被称为桥接治疗。另一种是不适合静脉溶栓，直接用导管取出血栓。随着血管内治疗的开展和临床研究，现在取栓的并发症越来越低，取栓的时间窗已经扩展至24小时，后循环缺血性脑卒中患者则时间窗更长，几天或数天都有可能做介入手术打通血管，改善患者的症状，挽救患者的生命。血管内治疗时代的到来，让急性大血管闭塞的缺血性脑卒中患者有了避免重残或死亡的治疗手段。

（3）血管成形术

对于合并有颅内外大血管狭窄的急性缺血性脑卒中患者，急诊取栓过程中可实施球囊扩张和（或）支架成形术。

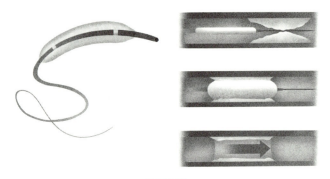

球囊扩张

（4）药物治疗

不符合静脉溶栓或血管内治疗适应证且无禁忌证的缺血性脑卒中患者，应在发病后尽早给予阿司匹林等抗栓药物治疗、他汀等调脂药物治疗。

4.2　急性缺血性脑卒中的静脉溶栓治疗

4.2.1　什么是急性缺血性脑卒中的静脉溶栓治疗？

　　急性缺血性脑卒中的静脉溶栓治疗是一种使用药物溶解血栓从而恢复脑血流的治疗方法。急性缺血性脑卒中患者由于大脑的血流受到阻塞，导致脑组织缺血和缺氧，如果不及时恢复血流，可能会导致脑组织坏死。

　　静脉溶栓是目前最重要的恢复急性缺血性脑卒中患者脑血流的措施之一。循证医学证据表明，在急性缺血性脑卒中发病4.5小时内，静脉重组组织型纤溶酶原激活剂（rtPA，又称阿替普酶）溶栓治疗是急性缺血性脑卒中最有效的治疗手段之一。阿替普酶通过静脉输注给患者，能够溶解血栓，恢复脑血流，减少脑损伤。早在1981年，研究人员观察到阿替普酶可改善急性缺血脑卒中动物模型的神经功能。1995年，美国国立神经疾病与卒中研究院（NINDS）研究证实，在急性缺血性脑卒中发病后3小时内给予阿替普酶静脉溶栓，能显著改善90天的神经功能，且每治疗约3例患者就有1例因此获益。

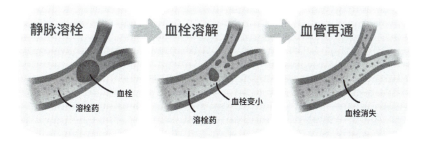

静脉溶栓

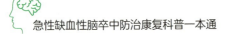

2008年，欧洲急性卒中协作研究（ECASS）显示，在急性缺血性脑卒中发病后3～4.5小时内，阿替普酶溶栓显著改善患者临床症状，并能增加30%良好预后的可能，虽然会少量增加出血的发生率，但与3小时内溶栓治疗的出血率相当，不良事件和病死率亦相当。

目前公认静脉溶栓的时间窗为发病后4.5小时内或6小时内。为给予急性缺血性脑卒中患者最好的治疗机会，开展静脉溶栓治疗是十分重要且必要的。一旦超过这个时间窗，治疗的效果可能会减弱或失效。

当前国际上通常使用的溶栓药物为阿替普酶和替奈普酶（TNK）。而我国常用的溶栓药物为阿替普酶和尿激酶（UK）。替奈普酶因其便捷的给药方式及优越的药理学特性，成为新一代更具前景的一线溶栓药物。

静脉溶栓治疗需要在专业医生的指导下进行，并且需要对患者进行详细的评估，包括患者的病史、血液检查、影像学检查等。治疗的过程中需要密切监测患者的生命体征和出血情况，因为溶栓药物可能会增加出血的风险。

静脉溶栓治疗是一种重要的治疗方法，可以帮助恢复脑血流，减少脑损伤，并提高患者的存活率和生活质量。然而，这种治疗方法并不适用于所有患者，具体是否适合进行静脉溶栓治疗应该根据患者的具体情况和医生的建议来决定。

4.2.2　静脉溶栓治疗适应证有哪些？

静脉溶栓治疗主要针对超早期急性缺血性脑卒中患者，一般在发病后3小时内进行溶栓治疗，能够挽救颅内缺血的症状，通过溶解血栓可以使闭塞的脑血管重新开放，恢复梗死区的供血，防止脑神经发生的不可逆的损伤。

脑梗死静脉溶栓的适应证包括：缺血性脑卒中引起的神经功能缺损；发生症状时间少于3个小时，最迟不超过4.5个小时；患者年龄需要在18岁以上，还要排除一些禁忌证。

原则上无绝对禁忌证的患者均可进行静脉溶栓治疗，但需要在考虑患者的伤残程度（NIHSS）、出血风险、溶栓后的可能获益、患者及家属意愿等个体化因素评估风险获益后进行。

具体不同发病时间的适应证、禁忌证如表1。需要注意的是，静脉溶栓治疗是一项具有风险的治疗，需要在专业医生的指导下进行，并且要根据患者的具体情况进行评估和判断。

表1　3小时内rt-PA静脉溶栓的适应证、禁忌证及相对禁忌证

类　别	具　体　内　容
适应证	1. 有缺血性脑卒中导致的神经功能缺损症状 2. 症状出现＜3小时 3. 年龄≥18岁 4. 患者或家属签署知情同意书
禁忌证	1. 颅内出血（包括脑实质出血、脑室内出血、蛛网膜下腔出血、硬膜下/外血肿等） 2. 既往颅内出血史 3. 近3个月有严重头颅外伤史或脑卒中史 4. 颅内肿瘤、巨大颅内动脉瘤 5. 近3个月有颅内或椎管内手术 6. 近2周内有大型外科手术 7. 近3周内有胃肠或泌尿系统出血 8. 活动性内脏出血

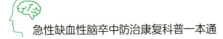

类　别	具　体　内　容
禁忌证	9. 主动脉弓夹层 10. 近1周内有在不易压迫止血部位的动脉穿刺 11. 血压升高（收缩压≥180 mmHg，或舒张压≥100 mmHg） 12. 急性出血倾向，包括血小板计数＜100×10⁹/L或其他情况 13. 24小时内接受过低分子肝素治疗 14. 口服抗凝剂且INR＞1.7或PT＞15秒 15. 48小时内使用凝血酶抑制剂或Ⅹa因子抑制剂，或各种实验室检查异常（如APTT、INR、血小板计数、ECT、TT或Ⅹa因子活性测定等） 16. 血糖＜2.8 mmol/L（50 mg/L）或＞22.22 mmol（400 mg/L） 17. 头CT或MRI提示大面积梗死（梗死面积＞1/3大脑中动脉供血区）
相对禁忌证	下列情况需谨慎考虑和权衡溶栓的风险与获益（即虽然存在一项或多项相对禁忌证，但并非绝对不能溶栓）： 1. 轻型非致残性脑卒中 2. 症状迅速改善的脑卒中 3. 惊厥发作后出现的神经功能损害（与此次脑卒中发生相关） 4. 颅外段颈部动脉夹层 5. 近2周内有大型外科手术或严重外伤（未伤及头颅） 6. 近3周内有胃肠或泌尿系统出血 7. 孕产妇 8. 痴呆 9. 既往疾病遗留较重神经功能残疾 10. 未破裂且未经治疗的动静脉畸形、颅内小动脉瘤（＜10 mm） 11. 少量脑内微出血（1～10个） 12. 使用违禁药物 13. 类脑卒中（stroke mimics）

注：rt-PA，重组组织型纤溶酶原激活剂，同表2；INR，国际标准化比值；APTT：活化部分凝血酶时间；ECT：蛇静脉酶凝结时间；TT：凝血酶时间，1 mmHg=0.133 kPa。

表2　3.0～4.5小时内rt-PA静脉溶栓的适应证、禁忌证和相对禁忌证

类　别	具　体　内　容
适应证	1. 缺血性脑卒中导致的神经功能缺损 2. 症状持续3.0～4.5小时 3. 年龄≥18岁 4. 患者或家属签署知情同意书
禁忌证	同表1
相对禁忌证	在表1相对禁忌证的基础上补充如下： 1. 使用抗凝药物，INR≤1.7，PT≤15秒 2. 严重脑卒中（NIHSS评分＞25分）

注：INR，国际标准化比值；PT，凝血酶原时间。

4.2.3 急性缺血性脑卒中患者进行静脉溶栓治疗前需要做哪些检查？

急性缺血性脑卒中静脉溶栓前需进行体格检查、影像学检查、实验室检查等。

（1）一般体格检查与神经系统检查

医生对患者评估意识状态、气道、呼吸和循环功能后，立即进行一般体格检查和神经系统检查。

（2）影像学检查

1）平扫CT：急诊平扫CT可准确识别绝大多数颅内出血，并帮助鉴别非血管性病变（如脑肿瘤），是疑似脑卒中患者首选的影像学检查方法。发病4.5小时内的患者尽可能在到达急诊室后25分钟内完成检查，其他患者应尽可能在到达急诊室后60分钟内完成检查。

2）多模式CT：灌注CT可帮助识别4.5小时以外或发病时间不明患者的缺血情况，对指导4.5小时以外或发病时间不明的急性脑梗死的静脉溶栓治疗和血管内治疗有较大参考价值。

3）MRI：常规MRI在识别急性小梗死灶及后循环缺血性脑卒中方面明显优于平扫CT。

4）多模式MRI：可帮助识别4.5小时以外或发病时间不明患者的缺血情况，对指导4.5小时以外或发病时间不明的急性脑梗死的静脉溶栓治疗和血管内治疗有较大参考价值。

（3）实验室检查

所有患者都应做的检查：① 血糖、肝肾功能和电解质；② 心电图和心肌缺血标志物；③ 全血计数，包括血小板计数；④ 凝血酶原时间（PT）/国际标准化比值（INR）和活化部分凝血活酶时间（APTT）；⑤ 血氧饱和度。由于人群中出现血小板异常和凝血功能异常的概率低，结合患者临床特点及病史判断没有显著出血倾向时，在血液化验结果出来之前，开始静脉溶栓治疗，可以显著缩短就诊-静脉溶栓时间，且不影响安全性。

部分患者必要时可选择的检查：① 毒理学筛查；② 血液酒精水平；③ 妊娠试验；④ 动脉血气分析（若怀疑缺氧）；⑤ 腰椎穿刺（怀疑蛛网膜下腔出血而CT未显示或怀疑脑卒中继发于感染性疾病）；⑥ 脑电图（怀疑痫性发作）；⑦ 胸部X线检查。

（4）其他检查

1）心电图检查：用于评估患者的心脏情况，排除心源性脑栓塞。

2）超声检查：包括经颅多普勒超声检查和颈动脉超声检查，

用于评估颈动脉狭窄或斑块，判断溶栓治疗的适宜性。

4.2.4 静脉溶栓治疗需要在多长时间内完成？ 优势是什么？

"时间就是大脑"，适合静脉溶栓的患者，治疗获益具有时间依赖性。应尽可能缩短患者抵达医院至溶栓的时间；按诊断流程对疑似卒中患者进行快速诊断，尽可能在到达急诊室后60分钟内完成脑CT等基本评估并开始治疗。

静脉溶栓治疗通常需要在3～4.5小时内完成。如果选择用阿替普酶进行静脉溶栓治疗，溶栓的时间窗现阶段来讲一般是4.5小时以内。随着医学的进步，目前还可以进行血管内治疗，时间窗也可适当地放宽。对于脑梗死患者而言，最重要的就是一定要尽快赶往医院，经过医生的评估，在静脉溶栓时间窗以内，进行溶栓治疗。

阿替普酶的标准剂量使用方法：0.9 mg/kg（最大剂量为90 mg）静脉滴注，其中10%在最初1分钟内静脉推注，其余90%药物持续静脉注射1小时，用药期间及用药24小时内应严密监护患者。低剂量用法：0.6 mg/kg（最大剂量为60 mg），其中总量的15%在最初1分钟内静脉推注，剩余的85%以输液泵入，持续滴注1小时。

静脉溶栓治疗的优势包括以下几点：

1）降低死亡风险：静脉溶栓治疗可以迅速溶解堵塞血管的血栓，使血液重新流动，缓解症状，降低死亡风险。

2）时间窗宽：静脉溶栓治疗通常在发病后4.5小时内进行，

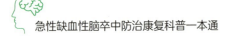

有些病例可以延长至6小时内。相比于其他治疗方法，时间窗口更宽，可以使更多患者受益。

3）高效快速：溶栓药物能够迅速溶解血栓，恢复血流，减少脑组织缺血时间，从而最大限度地保护梗死区域脑组织。

4）简便安全：静脉溶栓治疗是通过静脉内注射溶栓药物，相对于手术治疗而言更为简单、安全，减少了患者的创伤和康复时间。

5）可逆性：溶栓治疗可以通过调节药物用量和监测指标进行控制，一旦出现出血等并发症，治疗可以及时停止，减少患者的风险。

6）广泛适用性：静脉溶栓治疗适用于绝大多数脑梗死患者，包括老年人和合并其他疾病的患者，具有广泛的适用性。

需要注意的是，脑梗死静脉溶栓治疗也存在一些风险和局限性，如出血风险增加、治疗窗口时间限制等，治疗前需综合评估患者的病情和风险，由专业医生进行决策。

4.2.5　静脉溶栓治疗有哪些风险和并发症？

静脉溶栓在急性缺血性脑卒中治疗中发挥了不可替代的作用。大量临床试验证实其能够在不增加患者死亡率的前提下显著降低患者的致残率。其最主要的风险是出血，包括皮肤、胃肠道、泌尿系统等全身各部位出血，其中最严重的为颅内出血（发生率约6%），严重时可能会致命（约1%）；其次为过敏反应。在溶栓期间及溶栓后24小时，需严密监测生命体征及症状变化。

（1）出血

1）颅内出血：颅内出血是阿替普酶静脉溶栓最常见的并发

症，症状性颅内出血是阿替普酶静脉溶栓最严重的并发症。溶栓后出血转化一般指缺血性脑卒中经溶栓治疗后脑梗死区域内出现的出血性病变。根据有无神经功能减退可分为症状性颅内出血和非症状性颅内出血。

溶栓后出血转化的治疗原则大致同自发性脑出血，包括监测生命体征及神经功能缺损的变化，必要时给予呼吸和循环支持，卧床休息，避免剧烈运动及情绪激动，控制血压及颅内压，预防血肿扩大及并发症的处理等。如专业医生根据患者病情变化判断患者存在出血转化可能，可立即停止溶栓治疗，并行头部CT检查。如头部CT证实发生了颅内出血，因阿替普酶的半衰期短，对凝血系统的影响较小，故大多数颅内出血可经终止溶栓、保守措施控制出血，少数未能得到有效控制者可输注血制品，包括冷沉淀、新鲜冰冻血浆和血小板等。

2）其他部位出血：常见的其他部位出血包括牙龈、鼻黏膜、胃肠道、泌尿道、注射部位等的出血；尚有一些文献报道一些极少见部位的出血，如硬膜外出血、脾破裂出血、甲状腺出血、腹壁出血等。

（2）过敏反应

关于阿替普酶用于治疗急性脑梗死过敏反应发生率的研究相对较少，过敏可表现为皮疹、荨麻疹、支气管痉挛、血管性水肿，甚至是低血压及休克，据文献报道，其发生率为1.3%～5.9%。其中，最常见的是舌水肿，通常情况下该过敏反应是轻微的，不会造成严重的后果，一般24小时内可以恢复正常。然而，个别患者舌水肿可迅速进展造成上呼吸道梗阻，甚至威胁

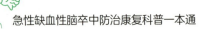

生命。一旦发现过敏现象，特别是出现致命性过敏反应如喉头水肿、低血压、休克等，应立即终止阿替普酶输注，监测生命体征及过敏症状的动态变化，并可根据病情适当运用抗组胺药物、糖皮质激素、肾上腺素等，必要时采取相应生命支持技术。

4.2.6 静脉溶栓治疗成功率有多高？哪些情况应优先选择静脉溶栓治疗？

静脉溶栓有效率并非100%，它并不一定能够使血管完全再通或症状完全恢复。部分患者在接受静脉溶栓治疗后，仍可能会出现病情继续进展、溶栓后血管再次闭塞等情况，但整体来说静脉溶栓是有益的。根据国内外指南及研究统计，如果在发病3小时内给符合条件的患者用药，阿替普酶治疗的益处是不良预后的10倍以上。获益随时间的延长而减小，但在发病4.5小时内阿替普酶进行静脉溶栓治疗仍是利大于弊。

接受溶栓的患者可能有三种结果：一种是血栓被溶解掉，血管通畅，缺血部位重新得到血液供应，患者症状部分或全部恢复。第二种是血栓较牢固，不能被溶解掉，血管不能再通，但是通过改善侧支循环的供血，用药比不用药获益更多。第三种是上面提到的出血。在发病超早期充分评估出血风险等措施，会减少出血的发生，血管开通或没有开通都有出血风险。不用溶栓药的患者症状性颅内出血的概率在 0.2%～0.6%，而溶栓治疗增加脑出血的风险大概1.5%～3.1%，其中1%可能危及生命。假设100位患者接受阿替普酶静脉溶栓治疗，约有32位患者获益（其中13个可恢复正常或接近正常），另外有3位结局较差（其中2个恶化、1个严重残疾或死亡）。

以下一些情况下应优先选择静脉溶栓治疗：

1）静脉溶栓治疗适用于急性缺血性脑卒中患者，特别是在发病后3小时内。

2）患者符合溶栓治疗的时间窗口：静脉溶栓治疗的时间窗口通常为发病后4.5小时内，但在特定情况下可能可以延长到9小时内。

3）患者没有禁忌证：静脉溶栓治疗有一些禁忌证，如颅内出血、外伤、活动性出血性疾病等。如果患者没有禁忌证，静脉溶栓治疗是一个可行的选择。

4）患者的病情严重：静脉溶栓治疗适用于病情严重的患者，如中重度瘫痪、失语、失明等症状的患者。

5）医生认为患者能够从静脉溶栓治疗中获益：医生会综合考虑患者的病情、年龄、其他健康状况等因素，判断患者是否能够从静脉溶栓治疗中获益。

需要注意的是，静脉溶栓治疗有一定的风险，如颅内出血等并发症。因此，在做出治疗决策时，医生会综合考虑患者的病情和禁忌证等因素，权衡治疗的风险和获益。

4.3　急性缺血性脑卒中的血管内治疗

4.3.1　血管内治疗是什么？

急性缺血性脑卒中血管内治疗是近几年发展起来的治疗急性脑梗死的一项新技术。血管内治疗是一种通过导管介入技术直接

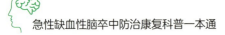
处理血管阻塞的方法，可以迅速恢复血流，减少或防止脑损伤。

所谓血管内治疗就是指在大腿的股动脉进行穿刺，在X光机引导下，将导丝、导管及相关器材送达脑动脉血管闭塞部位，可以通过在导管内注入药物把血栓溶解，也可以通过支架或者抽吸导管将血栓取出，还可以运用支架球囊将狭窄的血管撑开，起到血管成形的作用，最终都是为了恢复脑血流，开通闭塞血管。

血管内治疗包括两种主要方法：血管成形术和血栓取出术。

（1）血管成形术

在这种方法中，导管被插入到阻塞的血管中，然后通过扩张血管来恢复血流。最常用的血管成形术是血管扩张术，使用气囊或支架来扩张血管。这可以帮助恢复脑部血液供应并减少脑损伤。

（2）血栓取出术

在这种方法中，导管被插入到阻塞的血管中，然后使用机械装置或吸引器来取出血栓。这可以迅速恢复血流，恢复脑部功能。

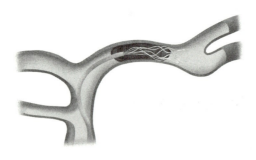

机械取栓

血管内治疗通常在急性缺血性脑卒中发作后的几小时内进行，因为在这个时间窗口内进行治疗可以最大程度地减少脑损伤。然而，血管内治疗并非适用于所有患者，医生会根据患者的具体情况评估是否适合进行此项治疗。

血管内治疗是一种高级技术，需要经验丰富的医生和专门的设备来进行。因此，患者应尽早就诊，并在专科医生的指导下进行治疗。

4.3.2 哪些情况适用于急性缺血性脑卒中的血管内治疗？

如果急性脑梗死是因为颅内大血管闭塞造成的，血管内介入治疗可以明显降低患者的死亡率，减轻患者严重残疾的程度，因为在颅内大血管闭塞时患者的症状往往很重，致死率和致残率都非常高，由于血栓负荷量过大，即使患者在溶栓时间窗内进行了静脉溶栓治疗，仍难以再通闭塞的血管。

（1）血管内治疗的适应证

急性缺血性脑卒中影像学检查证实为大动脉闭塞。

CT排除颅内出血。

前循环闭塞发病时间在6小时以内；前循环闭塞发病时间为6～24小时，经过严格的影像学筛选后可推荐血管内治疗；后循环大血管闭塞发病时间在24小时以内，血管内治疗也是可行的。

患者或法定代理人签署知情同意书。

（2）禁忌证

严重活动性出血或已知有明显出血倾向者。

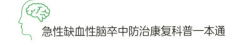

严重心、肝、肾等脏器功能不全。

结合患者病情资料及检查结果，预期生存期＜90天。

如患者具备上述禁忌证，但因缺血性脑卒中可致短期内存在危及生命的严重后果，临床医生需进一步权衡利弊，可在与患者或家属充分沟通并获取知情同意后进行血管内治疗。

对于高龄脑卒中患者，由于几项临床研究均纳入了年龄＞85岁以上的患者，提示高龄患者行血管内治疗是可行的。对于儿童及孕妇等特殊群体的血管内诊疗证据，目前也有相应的研究报道，有最小年龄为7岁的儿童采取血管内治疗。妊娠不应是血管内治疗的绝对禁忌证，但对于怀疑大血管闭塞的孕妇脑卒中患者，在行血管内治疗的过程中，应当给予必要的腹部射线防护。而对于儿童人群的大血管闭塞脑卒中，研究结果显示早期血管内治疗可显著改善患儿的神经功能，其安全性与成人患者相比无明显差异。

4.3.3 急性缺血性脑卒中血管内治疗的有哪些主要分类？具体步骤是什么？

急性缺血性脑卒中的血管内治疗包含血栓取出术和血管成形术。

（1）血栓取出术

1）使用微导丝配合微导管穿过血栓到达闭塞远端位置。确认微导管的位置及血栓长度。将取栓支架装置通过微导管送入。动脉造影评估支架位置和张开程度。支架到位后使支架与血栓充分嵌合。然后将取栓装置与微导管一起轻轻拉出体外，如使用中间导管，可在中间导管负压状态情况下将取栓装置完全或部分退入中间导管，连同中间导管一起退出。

2）对于闭塞血管，取栓操作达3次仍不能开放血管达到理想水平，需要更换取栓器具或重新判断病变性质，避免多次重复取栓造成血管损伤。如果考虑血管狭窄合并闭塞病变，可尝试首先支架取栓1次或经微导管动脉接触溶栓，血流再通后给予替罗非班抗血小板聚集，避免狭窄处再次急性血栓形成，如果病变处血流速度明显减慢或短时间内再次闭塞，考虑急诊血管成形术。

根据狭窄远端血管直径80%选择球囊，病变处缓慢扩张，一般在2分钟达到压力值，再次造影观察血管通畅情况，如血管弹性回缩明显或动脉夹层形成，可行血管内支架成形术。

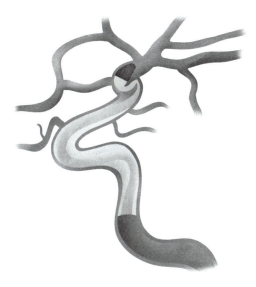

血栓抽吸

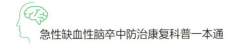

（2）血管成形术

急诊血管成形术包括球囊扩张术和支架植入术，已经越来越多地被用于恢复血流。针对责任血管植入支架，特别是在颅内段，对于血流的及时恢复是有效的。对于时间窗内，术前影像学评估核脑卒中狭窄合并闭塞的患者，推荐在有条件的单位由有经验的神经介入医师施行急诊血管成形术或支架植入术治疗。

当脑卒中的发生是由于颅外段的颈动脉或椎动脉的血流减少或中断所致，如严重动脉粥样硬化或夹层造成的动脉完全或者接近完全的闭塞，或颅外段颈动脉严重狭窄或闭塞妨碍导管进入干预远端的颅内闭塞病变时，可选择急诊颅外段颈动脉或椎动脉血管成形或支架植入术。

另外，急诊血管成形也有缺点，行球囊扩张术的过程中，容易发生血管痉挛；放置永久性支架后需要抗血小板聚集治疗，存在出血转化的风险；支架植入术可能引起迟发性支架内狭窄等。

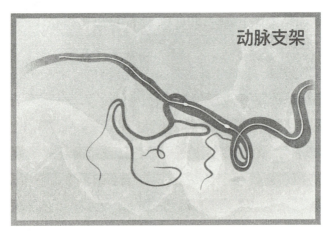

支架植入

4.3.4 血管内治疗与静脉溶栓治疗有何不同? 各自的优势是什么?

血管内治疗和静脉溶栓治疗是两种不同的治疗方法, 用于不同类型的血管疾病。

血管内治疗是一种介入性治疗方法, 通过导管插入患者的血管系统来进行治疗。它可以用于治疗血管狭窄、血管堵塞、血管瘤等血管疾病。血管内治疗常见的方法包括血管成形术(如血管扩张术)、血管支架植入术、栓塞物栓塞术等。血管内治疗可以通过直接作用于疾病部位, 恢复血流, 减少症状和风险。

静脉溶栓治疗是一种药物治疗方法, 通过给予溶栓药物, 使血栓溶解, 恢复血流, 减少组织损伤和并发症。

两种治疗方法各有优势, 具体如下。

1)血管内治疗可以直接作用于疾病部位, 恢复血流, 可以针对不同的血管疾病进行个体化治疗, 如通过植入支架来稳定血管狭窄部位。血管内治疗通常是一种长期的治疗方法, 可以持续改善血管疾病的症状和预防并发症。

2)静脉溶栓治疗是一种非侵入性治疗方法, 通过药物溶解血栓, 可以快速恢复血流。静脉溶栓治疗通常是一种急性的治疗方法, 可以迅速改善症状和减少生命威胁。

急性缺血性脑卒中治疗的关键在于尽早开通阻塞血管、挽救缺血半暗带。标准静脉溶栓治疗目前仍然是缺血性脑卒中急性期最基本的治疗方法。多项指南推荐缺血性脑卒中发病3小时内给予有适应证的患者应用静脉阿替普酶治疗。但是实际上只有

＜25%的脑卒中患者在3小时内到达医院。血管内治疗排除禁忌证后，时间窗可以放宽到发病后24小时内。

静脉溶栓特别是对于大血管阻塞的患者，血管再通成功率＜30%。急诊血管内治疗（动脉溶栓、机械再通、血管成形术）显示了良好的应用前景，一些新的血管内治疗器械相继应用于临床，显著提高了闭塞血管的开通率，为大动脉闭塞患者提供了一种新的治疗选择。目前认为，对于大动脉闭塞患者进行药物溶栓和血管内机械取栓的桥接治疗是急性缺血性卒中的一线治疗方法，对于有静脉溶栓禁忌证的患者，直接进行机械取栓是合理的。

医生根据患者的具体情况和病情来选择合适的具体治疗方法。

4.3.5 血管内治疗是否会引起并发症？如何防范？

血管内治疗和静脉溶栓都存在引发并发症的风险。主要并发症包括出血转化、脑过度灌注损伤、血管再闭塞。

血管内治疗可能会引起一些并发症，但这些并发症的发生率通常较低。一些可能的并发症包括：

1）出血：在介入手术过程中，血管可能会受损，导致出血。这种情况下，医生会立即采取措施来止血。

2）血管损伤：在插入导管或器械的过程中，可能会损伤血管壁，导致血管狭窄或闭塞。这可能需要进一步的治疗。

3）血栓形成：介入手术后，有时血管内会形成血栓。医生可能会在手术中或术后使用抗凝剂来预防血栓的形成。

4）感染：插入导管或器械时，有可能引入细菌导致感染。医生会采取预防措施来减少感染的风险。

5）癫痫：癫痫发作被认为是严重过度灌注损伤的表现，一旦出现，应立即停止抗栓治疗。

6）再通后再闭塞：是急性缺血性脑卒中血管内治疗的常见并发症。再闭塞和临床症状恶化有关，早期再闭塞预示长期预后不良，原因可能与血栓分解或血管内皮损伤后脂质核心暴露使血小板被激活聚集、围手术期抗血小板药物使用不充分或抗血小板药物抵抗有关。

为了防范并发症，医生和患者可以采取一些措施，具体如下。

1）严格掌握适应证、围手术期有效的血压控制、减少溶栓药物使用药量可以降低出血转化的发生率。处理可参考急性缺血性脑卒中脑出血转化处理原则。围手术期有效的血压控制、充分的脑侧支循环评估可减少过度灌注损伤的发生率。严重者可考虑脑室引流或外科治疗。

2）严格遵守无菌操作：医生在进行血管内治疗时应采取严格的无菌操作，以减少感染的风险。

3）使用合适的器械和技术：医生应使用适当的器械和技术，以减少血管损伤的风险。

4）定期检查：患者在治疗后应定期进行检查，以确保没有出现并发症，并及时发现并处理任何问题。

5）遵循医生的建议：患者应遵循医生的建议，包括使用抗凝剂或其他药物，以预防并发症的发生。

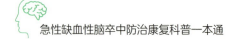

6）注意休息和恢复：患者在治疗后应注意休息和恢复，避免剧烈运动或其他可能引起血管损伤的活动。

总之，血管内治疗可能会引起一些并发症，但通过遵循正确的操作和医生的建议，可以最大限度地减少并发症的发生。

4.3.6　急性缺血性脑卒中的血管内治疗在未来有哪些发展前景？

首先是介入材料的进步。支架样取栓器因其更高的再通率而成为目前急性缺血性脑卒中血管内治疗的主力军。这种装置的特点是主干柔软，易到达颅内迂曲血管，对血栓抓捕能力强，适合于大血管闭塞导致的缺血性脑卒中患者。其在再通率方面相比于前一代取栓装置有明显的优势。目前，大血管急性闭塞后再通首选支架样取栓器已经成为业界的共识。优先使用支架取栓装置进行机械取栓时，可酌情使用当地医疗机构批准的其他取栓或抽吸取栓装置。

其次是准确识别适合治疗的患者。因为应用新一代支架取栓装置对于大血管闭塞的开通具有明显优势，通过影像学检查筛选出近端大血管闭塞且CT或MR显示灌注错配和适合的梗死核心的患者，可确保入组病例能够从血管内治疗中获益。

最后是合理的流程。治疗时间越早，患者获益越大。目前国内很多医院都设立了卒中急救团队。例如，上海市普陀区利群医院于2019年开设了以"急诊-影像-脑卒中团队"为基础的脑卒中绿色通道，24小时待命，患者到急诊室后的接诊、检验、影像学检查、评估等可做到紧密衔接，大幅度缩短了从接诊到治疗的时间，提高了治疗效果。对于发病6小时内的急性前循环大血管闭塞性脑卒中，如有静脉溶栓禁忌，可将机械取栓作为可选择的治疗方案。有机械取栓指征时尽快实施。有静脉溶栓指征时，机械取栓不妨碍静脉溶栓，静脉溶栓也不能延误机械取栓。

但是也应该清醒地认识到血管内治疗只是适合于特定的脑卒中人群，还需进一步设计与完成更多的临床试验以回答尚未解决的新问题，如准确判断识别能够获益的高危缺血性脑卒中人群，完成急性卒中单元转运的相关管理方案或技术要求细则，完善患者从脑卒中发作到接受治疗的转运流程，规范脑卒中血管内治疗的操作细节，从而使得更多的脑卒中患者能从血管内治疗中获益。

4.4　急性缺血性脑卒中药物治疗及注意点

4.4.1　急性缺血性脑卒中的治疗药物分几类？主要作用是什么？

急性缺血性脑卒中是一种常见且严重的疾病，它发生时大脑的血液供应突然中断，导致脑部组织受损。为了有效治疗急性缺血性脑卒中，医生通常会采用不同类型的药物，主要包括抗血小板、抗凝、降纤、扩容、扩张血管、调脂等。让我们来了解一下这些药物的分类和主要作用。

抗血小板药物是另一类常用的药物，主要作用是抑制血小板的聚集和血栓形成，从而预防脑卒中的再发和进展。其中最常用的抗血小板药物是阿司匹林，它通过不同的机制来降低血栓形成的风险，如抑制血小板聚集和减少血栓素A2的生成。此外，氯吡格雷、西洛他唑也是一种常用的抗血小板药物。

抗凝药物是另一类抗栓药物，主要作用是延长血液的凝血时间，以预防血栓形成。在急性缺血性脑卒中的治疗中，抗凝药物主要适用于特定情况，如与心房颤动相关的脑栓塞。常见的抗凝药物包括华法林和非维生素K类拮抗剂口服抗凝药物，如达比加群、利伐沙班、艾多沙班等。

降纤药物是一类药物，主要作用是恢复血流，它们能够溶解血栓。其中，最常用的纤溶药物是rt-PA（重组组织型纤溶酶原激活剂），它能够通过促进纤溶系统的激活来溶解血栓，从而恢复受损的脑血流。然而，纤溶药物的使用有一个时间窗口，即在发病后的6小时内使用效果最佳。

调脂药物也是重要的治疗选择之一。高胆固醇水平与脑卒中的发生和进展密切相关。降脂药物可以降低血液中的胆固醇水平，减少动脉粥样硬化斑块的形成和进展，从而降低脑卒中的风险。他汀类药物，如阿托伐他汀、瑞伐他汀都是常用的强化调脂药物。

这些药物在治疗急性缺血性脑卒中中扮演着重要的角色，但是它们的使用需要严格遵循医生的指导。不同的药物在不同的情况下使用，因此必须根据患者的具体情况和治疗指南来确定最佳的药物选择和剂量。

除了药物治疗，急性缺血性脑卒中患者还需要接受其他治疗措施，如物理治疗、康复训练、血压控制和血糖管理等。综合治

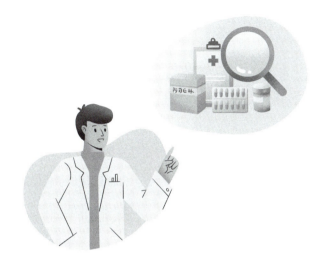

疗方案的制定是基于患者的病情和个体化的需求，旨在最大限度地恢复脑部功能，并预防进一步的脑卒中发作。

在使用任何药物之前，患者应该咨询医生，并遵循他们的建议。此外，如果出现任何不良反应或副作用，应及时告知医生。

虽然药物在急性缺血性脑卒中治疗中起着关键作用，但是预防脑卒中的最佳方法是通过健康的生活方式和控制危险因素，如保持健康的饮食习惯、定期运动、戒烟和限制酒精摄入等。

4.4.2 常用的抗血小板聚集药物有哪些？有什么注意事项？

急性缺血性脑卒中是一种常见的神经血管疾病，抗血小板药物在其治疗中起着重要的作用。抗血小板药物主要通过抑制血小板的聚集和减少血栓形成来预防脑卒中的再发和进展。下面我们将介绍常用的抗血小板药物及其注意事项。

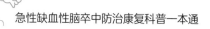

常见的抗血小板药物包括阿司匹林、氯吡格雷和西洛他唑等。

（1）阿司匹林

阿司匹林是一种广泛使用的抗血小板药物，通过抑制血小板中的环氧合酶，阻断前列腺素的合成，从而减少血小板聚集和血栓形成。它是一种口服药物，常用剂量为每天75～325毫克。然而，使用阿司匹林的患者应注意可能的副作用，例如胃肠道出血和过敏反应。此外，阿司匹林对乙酰胆碱酯酶的抑制作用可能导致与其他药物的相互作用。

（2）氯吡格雷

氯吡格雷是一种选择性ADP受体（体内重要的诱导血小板聚集的物质）拮抗剂，通过阻断ADP受体，抑制血小板的聚集。它是一种口服药物，常用剂量为每天75毫克。与阿司匹林相比，氯吡格雷的抗血小板作用更强，但作用速度较慢。患者在使用氯吡格雷时应密切监测可能的不良反应，如胃肠道出血和血小板减少症。

在使用抗血小板药物时，需要注意以下几点：

1）用药前需告知医生相关病史、过敏史和其他药物使用情况，以避免药物相互作用和不良反应。

2）严格按照医生的指导用药，不可随意更改剂量或停药。

3）注意药物的副作用和不良反应，如胃肠道出血、过敏反应等，如有不适应及时告知医生。

4）可定期进行血小板功能检测，以评估药物的疗效和调整治疗方案。

5）遵循健康的生活方式，包括戒烟、限制酒精摄入、控制体重和进行适量的运动等，以减少脑卒中的风险。

抗血小板药物在急性缺血性脑卒中的治疗中发挥着重要的作用，但使用时需要谨慎并遵循医生的指导。合理的用药选择和注意事项的遵循将有助于最大限度地减少脑卒中的风险。

4.4.3 常用的抗凝药物有哪些？有什么注意事项？

目前应用于临床的口服抗凝药物主要有：华法林及NOACs（包括达比加群、利伐沙班、阿哌沙班及艾多沙班等）。

华法林是心房颤动脑卒中预防及治疗的有效药物。华法林在瓣膜病心房颤动中已经成为标准治疗。华法林的吸收、药物动力学及药效学受遗传和环境因素（如药物、饮食、各种疾病状态）影响。

NOACs克服了华法林的缺点，临床研究证实，NOACs在减少脑卒中及体循环栓塞疗效上不劣于华法林，甚至优于华法林。所有NOACs颅内出血的发生率均低于华法林。NOACs使用简单，不需要常规监测凝血指标，较少食物和药物相互作用。具有抗凝指征的非瓣膜病心房颤动患者，基于NOACs较华法林的全面临床净获益增加，优先推荐NOACs，也可选用华法林。自体主动脉瓣狭窄、关闭不全、三尖瓣关闭不全、二尖瓣关闭不全患者合并心房颤动亦可应用NOACs。对于风湿性二尖瓣狭窄、机械瓣置换术后、生物瓣置换术后3个月内或二尖瓣修复术后3个月内合并心房颤动患者的抗栓治疗，由于尚无证据支持NOACs可用于此类患者，故应选用华法林。

4.4.4 治疗脑卒中常用脱水药物有哪些？有什么注意事项？

急性缺血性脑卒中是一种严重的疾病，其主要特征是脑血管的急性阻塞，导致大脑供血不足。在脑卒中的治疗过程中，除了恢复脑血流和保护脑组织外，降低颅内压力也是至关重要的。大面积脑组织水肿和颅内压的升高可能会导致严重的神经功能损害，因此在治疗过程中需要使用脱水和降低颅内压的药物。

脱水药物是一种重要的药物类别，可以通过增加尿液产生来减少体液过多和颅内压的升高。常用的脱水药物包括利尿剂和渗透剂。利尿剂可以通过增加尿液排泄，减少体液潴留。常用的利尿剂有呋塞米和托拉塞米。利尿剂的使用需要根据患者的肾功能和电解质平衡进行调整。患者需要密切监测尿量、电解质水平和血压变化。利尿剂可能导致血容量减少和电解质紊乱，因此需要避免过度利尿。

渗透剂通过在血液中引入高渗透物质，减少脑组织的水肿。常用的渗透剂有甘露醇和甘油。渗透剂的使用需要密切监测血容量和电解质平衡。患者可能出现血液渗透性增加和渗透性脱水，因此需要密切观察血液渗透压和尿量变化。

在使用脱水药物时，需要根据患者的具体情况和医生的指导进行合理的药物选择和剂量调整。同时，需要密切监测患者的生命体征、血液指标和药物不良反应，及时调整治疗方案。

4.4.5 治疗脑卒中其他的重要药物有哪些？有什么注意事项？

急性缺血性脑卒中后，患者常伴有抑郁症状，抗抑郁药物可用于改善患者的心理状态和生活质量。常用的抗抑郁药物包括选择性5-羟色胺再摄取抑制剂，如氟西汀（fluoxetine）和帕罗西汀（paroxetine）。抗抑郁药物的选择应根据患者的具体情况和抑郁症状的严重程度进行个体化决策。

此外，由于脑卒中导致的血管性认知损害（vascular cognitive impairment，VCI）的发病率、患病率、致残率及死亡率逐年升高，给家庭和社会带来沉重的照护负担和经济损失，已经成为全世界重大的公共卫生问题之一。根据病情程度，血管性认知损害分为非痴呆性血管性认知损害（Vascular Cognitive Impairment Not Dementia，VCIND）、血管性痴呆（vascular dementia，VaD）和混合性痴呆（Mixed dementia，MD）。目前常用于认知损害的治疗药物包括以下一些种类。

（1）胆碱酯酶抑制剂

多奈哌齐可改善 血管性痴呆患者的认知功能，对患者的总体功能、日常生活能力亦有改善作用；加兰他敏是第二代胆碱酯酶抑制剂，能改善 血管性痴呆患者的认知功能，特别是执行功能，对总体认知功能也有改善的趋势；有研究表明卡巴拉汀对 血管性痴呆患者的认知功能损害具有改善作用，但目前的研究证据提示其对日常生活能力无明显改善作用；石杉碱甲是从石杉科植物千层塔中分离出的一种生物碱，其对于血管性痴呆的疗效仅在小规

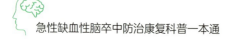

模的临床试验得到证实。

（2）非竞争性NMDA受体拮抗剂

美金刚可改善轻度至中度血管性痴呆患者的认知功能损害和精神行为症状，改善严重血管性痴呆患者的行为和临床总体印象，且安全性和耐受性较好

（3）其他药物

如丁苯酞、尼莫地平、尼麦角林、奥拉西坦、银杏制剂等。

（4）中成药

祖国医学以整体观念及辨证论治为精髓，中医药治疗血管性痴呆已取得了显著进展。目前常用的有单药、复方、提取物、颗粒及注射液等多种剂型。

综上所述，溶栓药物、抗血小板药物、抗凝药物、调脂药物、改善认知的药物在急性缺血性脑卒中的治疗中也具有重要作用。然而，治疗方案应根据患者的具体情况和医生的专业判断进行制定，并严密监测患者的病情和药物的疗效与安全性。

4.5 急性缺血性脑卒中患者支持性治疗

4.5.1 急性缺血性脑卒中的住院支持治疗有哪些？

急性缺血性脑卒中的主要住院支持治疗有：

1）监测和稳定生命体征：相关指南提供了对急性缺血性脑卒中患者监测和稳定生命体征的建议，如美国心脏协会/美国中风协会的指南。对于高血压患者，需要控制血压在合理范围内，以保证脑血流量的稳定。保持患者体温稳定，避免高热或低温的出现。

2）保持呼吸道通畅：针对脑卒中患者的吞咽困难和咀嚼困难，有研究和指南提供了相关治疗和支持的建议。对于呼吸困难或低氧血症的患者，可能需要辅助通气或气管插管。

3）预防并处理并发症：在急性缺血性脑卒中患者中，预防并处理并发症是至关重要的，相关指南可以提供相应的建议，如国家卫生与临床优化研究所（National Institute for Health and Care Excellence，NICE）的指南。预防深静脉血栓形成、肺炎、尿路感染等并发症的发生。

4）抗凝治疗：对于符合抗凝治疗适应证的患者，可以给予抗凝药物以预防下肢静脉血栓形成和肺栓塞风险。

5）神经保护：神经保护治疗在急性缺血性脑卒中中的应用仍在研究中，但一些研究已经探讨了某些药物的潜在效果。

6）营养支持：关于急性脑卒中患者的营养支持，有相关的研究和指南提供了营养管理的建议。及时提供适当的营养支持，以促进患者的康复。

7）液体管理：及时纠正体液的不平衡，维持水电解质平衡。

8）血糖控制：保持适当的血糖水平，避免高血糖或低血糖的发生。

9）心血管支持：对于心脏功能不稳定的患者，可能需要给予心脏支持药物或进行心血管手术。

10）康复治疗：康复治疗在急性缺血性脑卒中康复中起着重要的作用。一些研究和指南提供了早期开始康复治疗的建议和相关方法。

11）心理支持：急性缺血性脑卒中对患者心理和情绪状态的

影响是需要关注的，心理支持和咨询服务可以提供相关帮助。

12）中医治疗：根据患者具体情况，采用针灸、中药等中医治疗方法，以促进患者康复。

需要根据患者具体情况，个体化地制定住院支持治疗方案，并根据病情的变化进行调整。

4.5.2　急性缺血性脑卒中如何进行营养支持？

急性缺血性脑卒中是一种严重的脑血管疾病，对患者的身体和生活功能造成了重大影响。除了药物治疗和康复措施外，营养支持也是急性缺血性脑卒中患者康复过程中非常重要的一部分。在恢复期间，适当的营养摄入可以促进脑组织的修复和功能的恢复。下面将介绍一些常见的营养支持措施和注意事项。

提供充足的热量和蛋白质对急性缺血性脑卒中患者的康复至关重要。热量的摄入应根据患者的年龄、性别、体重和活动水平等因素进行调整。蛋白质是组织修复和再生的重要营养素，可以通过摄入优质蛋白质食物如瘦肉、鱼类、豆类和乳制品来满足需求。

注重维生素和矿物质的摄入也是急性缺血性脑卒中患者营养支持的重要方面。维生素和矿物质对于脑功能康复至关重要。特别是B族维生素、维生素C、维生素D和镁等对脑细胞的修复和再生具有重要作用。可以通过多食用新鲜水果、蔬菜、全谷物和坚果等来增加维生素和矿物质的摄入。

控制液体摄入是另一个需要注意的方面。急性缺血性脑卒中患者通常会出现吞咽困难和排尿困难等问题。在控制液体摄入时需要根据患者的情况进行调整，以避免水肿和液体滞留。如果患者存在严重液体滞留或心脏病等情况，可能需要限制液体摄入并进行相应的药物治疗。

关注饮食质地也是急性缺血性脑卒中患者营养支持的重要考虑因素。对于吞咽困难的患者，饮食的质地非常重要。食物应尽量磨碎或切碎成小块，以便患者更容易咀嚼和吞咽。如果患者无法进食固体食物，可以考虑使用流质饮食或通过管饲来满足营养需求。

避免过度喂养是急性缺血性脑卒中患者营养支持中的另一个重要原则。虽然营养支持对于急性缺血性脑卒中患者非常重要，但过度喂养也可能对患者造成负担。过量的能量和蛋白质摄入可能导致肠道问题和代谢负担，因此需要根据患者的实际情况进行合理的摄入量控制。

多样化饮食对于急性缺血性脑卒中患者的营养支持也非常重要。提供多样化的饮食可以确保患者摄取到各种必需的营养素。建议患者摄入五谷杂粮、蔬菜、水果、蛋类、奶制品和适量的肉类等，以获取全面的营养。

急性缺血性脑卒中的营养支持是一个综合的过程，需要根据患者的具体情况进行个体化的调整。在进行营养支持时，应该与医生和营养师进行密切合作，根据患者的体重、病情和营养需求定制个体化的饮食方案。此外，患者及其家属也应该接受相关的教育，了解合理的饮食原则和注意事项，以促进患者的康复进程。

4.6 急性缺血性脑卒中患者住院护理

4.6.1 急性缺血性脑卒中患者住院期间护理措施有哪些？

急性缺血性脑卒中患者住院期间的护理措施包括以下几个方面：

1）保持呼吸道通畅：保持患者呼吸道通畅，定期翻身以防止肺部感染。

2）监测生命体征：监测患者的体温、血压、心率、呼吸等生命体征，及时发现异常情况并采取相应措施。

3）定期转位：定期翻身或转位，避免长时间压迫某一部位，预防压疮的发生。

4）维持水电解质平衡：监测患者的尿量、体重、血液中的电解质水平，及时纠正异常值。

5）饮食护理：根据患者的病情和医嘱，提供适合的饮食，保证患者的营养摄入。

6）密切观察病情变化：密切观察患者的意识状态、肢体活动情况、瞳孔大小等，及时发现病情变化，采取相应的护理措施。

7）防止并发症：预防深静脉血栓形成、泌尿系统感染、肺部感染等并发症的发生。

8）心理护理：给予患者及其家属心理支持和安慰，帮助患者积极应对疾病，减轻焦虑和抑郁情绪。

9）康复训练：根据患者的康复需求，进行康复训练，包括肢体功能训练、言语康复、吞咽训练等。

10）定期复查和评估：定期进行病情复查和评估，了解患者的康复情况，调整护理计划。

此外，护理措施还需根据患者的具体情况进行个体化制定，以达到最佳的护理效果。

4.6.2 急性缺血性脑卒中患者住躯体活动障碍的特定护理措施有哪些？

对于脑卒中患者伴有躯体活动障碍，需要进行以下护理措施。

1）保持安静环境：尽量减少噪声和刺激，保持室内的安静，避免过度兴奋或焦虑。

2）定期翻身：脑卒中患者由于活动能力受限，容易出现压疮或肌肉萎缩。护理人员应定期协助患者翻身，以保持皮肤的血液循环和肌肉的柔韧性。

3）床位锻炼：根据患者的病情，护理人员可以进行床位锻炼，包括活动患者的四肢、关节和躯干，以维持肌肉的力量和关节的灵活性。

4）使用辅助装置：根据患者的病情和能力，可以为其提供适当的辅助装置，如拐杖、助行器等，以帮助患者行走和日常活动。

5）物理治疗和康复训练：脑卒中患者通常需要进行物理治疗和康复训练，以帮助患者恢复躯体功能。护理人员应配合物理治疗师的指导，协助患者进行相应的训练和活动。

6）注意饮食和营养：合理的饮食和营养对于患者的康复非常

重要。护理人员应根据患者的需要，提供营养丰富的食物，并注意饮食的均衡和适量。

7）心理支持：脑卒中患者常常面临身体和心理上的困扰和挑战，护理人员需要给予他们积极的心理支持和鼓励，帮助他们建立积极的康复信念。

总之，护理人员在处理急性缺血性脑卒中患者躯体活动障碍时，应综合考虑患者的病情和需求，采取相应的护理措施，以促进患者的康复和生活质量的提高。

4.6.3 急性缺血性脑卒中患者吞咽障碍的特定护理措施有哪些?

对于脑卒中患者伴有吞咽障碍，需要进行以下护理措施。

1）观察患者进食情况：能否经口进食及进食类型（固体、流质、半流质）、进食量和进食速度，观察吞咽频率、吞咽姿势、吞咽困难的程度等；饮水时有无呛咳；评估患者吞咽功能，有无营养障碍。

2）饮食护理：根据患者的吞咽能力，调整饮食的形式和质地。对于吞咽困难的患者，可采用流质饮食、半流质饮食或软食，避免给予固体食物。尽量选择坐位下进食。如患者不能坐起，可选择将床头抬高35°～45°，减少食物向鼻腔逆流及误吸的危险。选择患者喜爱的营养丰富易消化的食物；可将食物调成糊状或通过烹调成勾芡，使食物易于形成食团便于吞咽。对不能吞咽的患者，应选择留取胃管予以鼻饲饮食，同时做好口腔护理。

3）防止误吸、窒息：嘱患者进餐时不要说话。应保持进餐环境的安静、舒适，如关闭电视和收音机。尽量不选择用吸管饮水、饮茶；用杯子饮水时，保持水量在半杯以上，以防患者低头饮水的体位增加误吸的危险，同时床旁备吸引装置。如果患者呛咳、误吸或呕吐，应及时清理口、鼻腔内分泌物和呕吐物，保持呼吸道通畅，预防窒息和吸入性肺炎。

4）安全监测：监测患者进食过程中的安全性，避免误吸。观察患者吞咽过程中是否出现呛咳、口水外溢等现象，及时采取措施。

5）言语治疗：脑卒中患者吞咽障碍常伴有语言障碍，可进行言语治疗，提高患者的吞咽能力和咀嚼能力。

第 5 章 急性缺血性脑卒中的康复

脑卒中患者可能出现不同程度的运动障碍、感觉障碍、认知障碍、言语障碍、吞咽障碍等后遗症，因而康复治疗对于脑卒中患者非常重要，可以帮助恢复身体功能。患者在住院24～48小时后，若生命体征平稳、神经功能缺损没有延展就可以开始康复治疗。脑卒中康复分为四个阶段：急性期、恢复早期、恢复后期、后遗症期，每个阶段有不同特点。康复治疗主要通过物理治疗、作业治疗、言语治疗等方式进行。应根据患者病情特点选择合适的康复治疗手段和辅具。

5.1 急性缺血性脑卒中的康复介绍

5.1.1 急性缺血性脑卒中的常见后遗症有哪些？

不同的患者，由于脑梗死发生的部位不同、病变的大小不同和严重程度的不同等，患者可能单独发生某一种功能障碍或同时发生几种功能障碍，比较常见的功能障碍有以下几种：

1）运动障碍：是缺血性脑卒中最常见的功能障碍，很多患者会出现一侧肢体瘫痪，动作模式异常和活动能力下降，关节活动度和稳定性下降，关节挛缩、强直、畸形等。有的患者还有口角

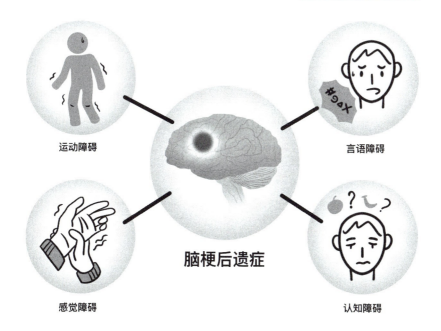

喝斜等面瘫表现，也有一部分患者出现尿失禁、尿潴留、大便潴留等。

2）感觉障碍：不少缺血性脑卒中患者出现感觉减退、感觉过敏、感觉倒错和感觉异常等。

3）共济障碍：患者四肢动作不协调，行走时身体平衡能力较差。

4）言语障碍：患者言语表达、言语理解、阅读和书写能力下降。

5）吞咽功能障碍：患者出现饮水呛咳、进食困难、流口水、声音嘶哑等，导致营养不良、吸入性肺炎，需要置入鼻饲管进食。

6）认知障碍：患者可能出现昏迷、嗜睡、反应迟钝，也可能出现逻辑思维能力、理解力、记忆力、计算力减退，注意力改变，警觉性下降，执行能力下降等。

7）日常生活活动能力障碍：日常生活活动能力是指一个人为独立生活每天必须反复进行的、最基本的、一系列的身体动作或活动，即进行衣、食、住、行及个人卫生等的基本动作和技巧。脑卒中患者由于存在运动障碍、感觉障碍、共济障碍、言语障碍、认知障碍等，常常导致自理能力下降，依赖于他人照料。

8）继发性功能障碍：包括心理障碍、精力减退、视力减退、疼痛、深静脉血栓、坠积性肺炎、尿路感染、骨质疏松等。

5.1.2 为什么急性缺血性脑卒中患者需要康复治疗？

随着社会发展，人们生活质量提高，从以往主要对衣、食、住、行的需求，到现在越来越多地关注对生命和健康的要求，所以现在大众对康复的意识和需求也在不断提高。缺血性脑卒中患者的康复管理需要综合多个学科人员的共同参与，除在急性期需要维持生命体征、进行抢救治疗外，在患者病情稳定后就可以进行系统全面的康复管理，包括对患者进行肢体功能训练、语言训练、日常生活活动能力训练、认知训练、心理康复和健康教育等。

发生缺血性脑卒中后，高级神经中枢对低级神经中枢的控制作用削弱，低级中枢过度活跃，导致异常运动模式出现，在患者身上常常表现出"挎篮手、画圈步"等错误运动模式，如果不加以纠正，就会使大脑牢牢记住错误的讯号，越练越差，引起肌肉僵硬、关节强直、韧带损伤，久而久之，反而会加重功能障碍。康复可以使脑卒中后剩余脑组织产生新的或更有效的功能性连接。缺血性脑卒中相关临床医学发展至今，积累了大量的科学知识和临床证据，研究早已证明卒中后积极参与规范康复训练的患者，预后远远好于不参与者。大量的证据证实急性缺血性脑卒中患者在一定时间内进行康复训练非常必要，早期康复训练对于改善脑卒中后的康复极为重要。康复训练不仅可以促进大脑重组，改善患者的结局，还可以有效预防脑卒中再发。早期介入康复治疗，能够预防废用综合征的发生，如骨质疏松、肌肉萎缩、关节挛缩等；误用综合征的发生，如关节肌肉损伤、骨折、痉挛加重等；还可以减少并发症的发生，如压疮、肺炎、尿路感染、深静脉血栓、肩手综合征等。及时开始进行康复治疗可以最大程度降低患者各种功能障碍的风险，包括运动、感觉、言语和认知等各种功能障碍，改善或恢复日常生活活动和工作能力，调整患者的异常精神状态，缩短住院时间。对于一些长期的功能障碍和缺失患者，通过教会患者使用一些辅助器具，使其逐渐适应、改善和恢复步行能力，提高生活质量，让患者能更好地融入家庭和社会，最大限度地回归社会具有十分重要的意义。

有效的康复训练必须科学、规范，需要具备良好的康复环境、专业的康复团队和科学的评定方法和训练方法，脑卒中后的康复训练适用于所有受脑卒中影响的患者。通过帮助患者改善运动、言语、日常生活活动能力等，最大限度地帮助患者重获独立生活的能力，全面提高生存质量，使患者早日回归家庭，回归社会。

5.1.3　住院期间什么时候可以开始康复治疗？

住院期间越早开始康复治疗，患者重获失去的能力和技能的可能性就越大。一般认为，缺血性脑卒中患者在住院24～48小时后，如果生命体征平稳、神经功能缺损没有延展就可以开始康复治疗。恢复速度最快的阶段在脑卒中发病后数周至数月。有些患者至发病1年到1年半可能仍有进步空间。康复治疗需要的时间长短往往决定于脑卒中的严重程度和相关的并发症。康复介入的目的在于帮助患者最大限度恢复功能。

5.1.4　康复分为哪些阶段？每个阶段有什么特点？

康复主要分为以下4个阶段。

（1）急性期的康复治疗

指发病后1～2周后的康复治疗。通常在患者病情稳定24～48小时后即可以开始进行康复介入，同时应积极控制相关危险因素（如高血压、高血糖、高血脂等），做好二级预防。本期由于病情可能波动，治疗宜轻柔温和，循序渐进，不增加患者的疲劳程度。本期的治疗方案为原发病与基础疾病治疗，早期床边康复和家庭宣教。具体内容包括：体位与患肢的摆放，定时翻身预防压疮，偏瘫肢体被动活动、主动床上活动、翻身和物理因子治疗等，还可以配合祖国传统治疗如推拿和针灸等，通过深、浅感觉刺激促进局部肌肉的收缩和血液循环，从而改善患侧肢体的功能障碍。

（2）恢复早期的康复治疗

通常指发病后2周至3个月的康复治疗。一般从增强患侧肢体的主动活动、减轻偏瘫侧肌痉挛开始，逐步改善运动控制能力，促进精细运动，提高运动速度，掌握日常生活活动技能。根据不同的功能障碍选择对应的治疗，包括基础疾病的药物等治疗、综合康复治疗和健康教育等。脑卒中早期康复治疗主要为床上训练，包括关节活动度的练习、良肢位的摆放、床上坐位训练、体位转移训练等；在卧床期间还需要特别注意皮肤管理。在情况许可的条件下，早期还应当积极鼓励患者重新开始并保持与外界的沟通交流，如每天听音乐、听新闻、听故事，以及唱歌、聊天等。这一期由于病情相对平稳，可以在前一期基础上，适度增加主动训练和实用性功能训练。

（3）恢复后期的康复治疗

一般是指发病后的4～6个月的康复治疗。本期康复目标是抑制痉挛，纠正异常运动模式，改善运动控制能力，促进精细运动，提高运动速度和实用性步行能力，掌握日常生活活动技能，提高生存质量。这一期可以在治疗基础病的同时，选择在门诊继续康复治疗，同时进行居家健康教育和康复训练，加强日常生活活动能力训练，必要时可以使用支具和矫形器等，如必要的手部支具、足矫形器和助行器等。

（4）后遗症期的康复治疗

一般是指发病后6个月以后的康复治疗。此期以家庭康复指导为主，定期进行门诊康复训练，同时继续治疗基础病，进一步加强健康教育。此期的康复治疗以加强残存功能及代偿性功能训练为主，包括矫形器、轮椅等的使用，进行环境改造和必要的职业技能训练，以适应日常生活的需要。注意多与患者交流和进

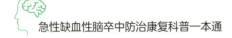

行心理疏导，陪伴患者参与适当的户外活动，发挥家庭和社会的作用。训练过程中应注意防止肌张力异常和关节挛缩的进一步加重。

5.2 急性缺血性脑卒中可采取的康复措施

5.2.1 脑卒中的康复治疗主要有哪些？

脑卒中的康复治疗主要通过物理治疗、作业治疗、言语治疗等方式进行。

（1）物理治疗

物理治疗是指应用自然界和人工的各种物理因子，如声、光、电、磁、热、冷、矿物质、机械、运动等作用于人体，并通过人体神经、体液、内分泌等生理机制的调节，以达到预防、治疗和康复目的的方法。物理治疗主要采用非药物的治疗手段，治

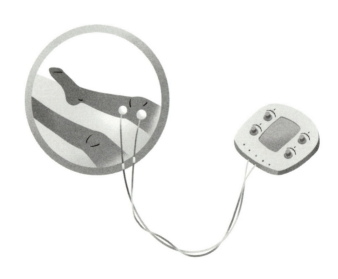

疗形式丰富多样，具有方法灵活、作用显著、针对性强、覆盖面广等特点。

根据物理治疗的定义，又可将其分为两大类：一类是以康复治疗师为主导进行的功能训练，称为运动治疗或运动疗法；另一类即物理因子疗法，也就是大家平时常说的"理疗"，它是通过声、光、电、磁、热、冷、水等各种物理因子为主要手段的方法。

（2）作业治疗

由于作业涉及的领域很多，作业治疗包括功能性作业治疗、心理作业治疗、日常生活活动训练和就业前训练。作业治疗主要是通过进行一些针对患者日常生活活动、手工操作劳动或文体活动等的治疗，以达到恢复患者功能和技巧的训练。具体作业项目应结合患者的性别、年龄、兴趣、原来的职业和障碍的情况来选

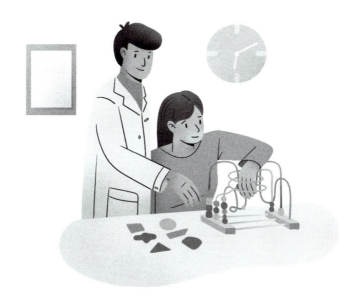

择，如插花、木工活动等。患者在进行作业治疗后经常可以获得具体的作业成果，对患者具有激励作用，如制作香包、包饺子等，因而容易引起患者的兴趣。具体的作业活动有进食、梳洗、穿衣等日常生活活动，木工、纺织、刺绣、制陶、手工艺品制作等手工操作活动，以及使用套环、七巧板、书法、绘画和各种趣味游戏等文体活动。

（3）言语治疗

言语功能障碍也是脑卒中患者常见的问题，主要是指一些与语言相关的障碍。言语障碍主要有声音异常、构音异常、言语异常或流畅度异常等，可分别进行发音器官和构音结构练习、单音刺激、物品命名练习、读字练习、会话练习、改善发音等方法恢复其交流能力。

5.2.2 哪些物理治疗适合脑卒中患者？

物理治疗是脑卒中患者常用的康复治疗方法，旨在帮助患者恢复和改善肌肉控制、平衡、步行能力和日常生活活动等。物理治疗包括运动疗法和物理因子疗法。

运动疗法是物理治疗的核心内容，主要通过一些运动的方式，包括被动运动、主动运动等方式作用于人体的局部或整体，根据生物力学、人体运动学等的基本原理，调整患者的异常模式，改善或恢复患者已经丧失或减弱的功能，缓解和预防肌肉萎缩、关节僵硬等功能障碍。

（1）运动疗法的主要治疗作用

1）提高神经系统的调节能力。适当运动可以保持中枢神经系统的兴奋性，改善神经系统的反应性和灵活性。

2）维持和改善运动器官的形态和功能。运动疗法可以促进机体血液循环，维持和改善关节活动范围，提高和增强肌肉的力量和耐力，改善和提高平衡和协调能力，预防和延缓骨质疏松。

3）促进代偿功能的形成和发展。如偏瘫患者，经过康复训练后，患肢仍未能达到理想的功能需求，则可以通过加强对健侧肢体、非损伤组织或部位的训练，使患者能最大限度的生活自理。

4）增强心肺功能。通过运动可以增强心功能和肺功能，增加的程度一般与运动强度呈正比。

5）提高内分泌系统的调节能力。主动运动可以促进糖代谢，减少胰岛素分泌，维持血糖水平；增加骨组织对矿物质，如钙、磷的吸收。因此，适当运动已经成为糖尿病、骨质疏松症的基本治疗方法之一。

6）调节精神和心理。适度的运动可以对精神和心理产生积极的影响，使人产生欣快感，缓解精神紧张和心理压力，抑制焦虑和抑郁情绪，增强自信心。

（2）运动疗法主要内容

1）关节活动训练：脑卒中患者在卧床期间进行关节活动训练可以维持关节正常的活动范围，有效防止肌肉萎缩，有利于肢体功能保持和恢复。关节活动训练可以从完全被动形式开始进行，逐渐过渡到辅助和完全主动的方式进行。根据患者情况，每个关节可每天活动2～3次。当肢体还处于软瘫期时，关节的活动幅度可保持在正常范围的2/3以内，防止不必要的损伤。对于长期卧床患者，除了患侧之外，还应同时对健侧肢体进行活动。

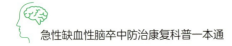

　　活动时使患者保持舒适放松的体位，活动幅度应循序渐进。训练过程中应无痛或轻微疼痛，在患者的可承受范围内进行，避免暴力，防止发生损伤。对于感觉迟钝的患者，尤其需谨慎对待。

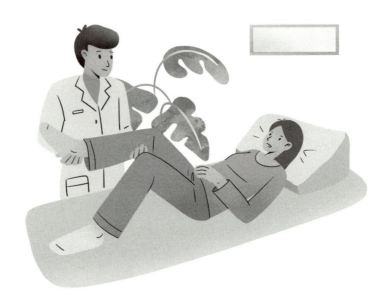

　　2）增强肌力和肌肉耐力的训练：肌力是指肌肉收缩或紧张时产生的最大力量强度。肌肉耐力是指肌肉收缩后持续进行某项活动的能力。增强肌力和肌肉耐力的训练统称为力量训练。

　　肌肉力量下降是影响脑卒中患者运动功能的主要因素之一，是神经系统损伤后的一种表现。在脑卒中早期应重视脑卒中患者的肌肉状态，进行适当强度的力量训练可改善患者的肢体功能。患者下肢的肌肉力量与步行能力是相关的，通过进行肌力强化训练有助于脑卒中患者运动功能的恢复。在进行力量训练时，要循序渐进，并注意安全性、有效性、实用性和个性化原则。

3）体位转移训练：脑卒中卧床患者应尽早在康复治疗师的指导下及护理人员的帮助下逐步进行体位转移训练，并注意安全。

进行床上体位转移时应由治疗师、患者、家属、护士和其他陪护人员共同参与，方式主要为被动体位转移、辅助体位转移和主动体位转移等方式，训练的原则应该按照完全被动、辅助和完全主动的顺序进行。体位转移包括患者床上侧面移动、前后方向移动、被动健侧翻身、患侧翻身起坐训练、辅助和主动翻身起坐训练、床上搭桥训练，以及床上到轮椅、轮椅到床上的转移训练等。在体位转移的过程中注意安全，必须在患者身体条件允许的情况下进行，并鼓励尽早离床。

4）步行训练：脑卒中患者在病情稳定后，早期可通过站立架、步行机器人等进行训练，积极开展下肢抗重力训练、负重训练、重心转移训练等，为之后迈步行走做准备。如果患者能早期离床，并进行一些坐位训练、站立训练，有利于提高患者的步行能力和日常生活能力的恢复。良好的步行能力需要下肢能负重和支撑身体；站立时重心能够前后、左右转移；患侧下肢能够屈曲和迈步。

5）心肺功能训练：脑卒中患者长期卧床不动可导致严重的心血管功能障碍，所以早期离床进行一定的适宜运动对患者是有益的，可以提高患者的心血管功能。如果患者下肢肌群具备足够的力量，可建议进行一些增强心血管适应性方面的训练，提高患者的有氧代谢能力。而对于重症脑卒中合并呼吸功能下降、肺内感染的患者，则可进行一些床边的呼吸道管理和呼吸功能训练，改善和提高呼吸功能，降低脑卒中后肺炎的发生率，提高患者的整体功能。

（3）物理因子疗法的主要作用

1）消炎作用：大量临床经验证明，多种理疗法具有抗炎作用。皮肤、黏膜、肌肉、关节，乃至内脏器官，由各种病因引起的急慢性炎症，都是理疗适应证，可采用不同的理疗方法进行治疗。

2）镇痛作用：应用物理因子镇痛，需弄清疼痛的病因，有针对性地进行治疗。物理因子治疗，与因子的选择、采用的方法、剂量、治疗部位等密切相关，要结合患者的具体情况认真研究，有的放矢，才能取得理想的效果。

3）兴奋神经及肌肉：具有明显兴奋神经肌肉的效果，可用于治疗周围性神经麻痹及肌肉萎缩，或用于增强肌力的训练。

4）缓解痉挛：理疗缓解痉挛的作用机制主要在于热能降低肌梭中传出神经纤维兴奋性，使牵张反射减弱和肌力下降。

5）增强机体免疫机制：紫外线、红外线、磁场等物理因子，均有增强和调节机体免疫的作用。红外线照射除可改善机体血液循环外，还可使小动脉及毛细血管周围出现细胞移行、浸润、吞噬细胞功能加强，抗体形成增多。磁场对机体细胞免疫及体液免疫均产生有益影响。

（4）物理因子疗法的主要内容

适合脑卒中患者的物理因子疗法有很多，常用的主要有：

1）红外线疗法：具有缓解肌肉痉挛、镇痛、改善局部血液循环、促进组织再生等作用。

2）功能性电刺激与生物反馈疗法：通过电刺激肌肉，防止肌肉萎缩，维持关节活动度，帮助患者恢复肌肉力量，促进正常运动模式的形成。

3）压力疗法：促进静脉血和淋巴回流，有利于肢体水肿的消退。

5.2.3　哪些作业治疗适合脑卒中患者？

适合脑卒中患者进行的作业治疗主要有以下几方面。

（1）日常生活活动训练（ADL）

所有脑卒中患者都应进行适合其个体需求并可以适应生活环境的日常生活活动训练。在三级康复过程中，ADL训练对于改善日常生活活动能力，让患者走向独立发挥着重要作用。优先悬着在日常生活的真实环境中进行训练，进行动作分析，可使用自助具，如穿衣、穿鞋、穿袜自助具及长柄发梳等。除对患者进行

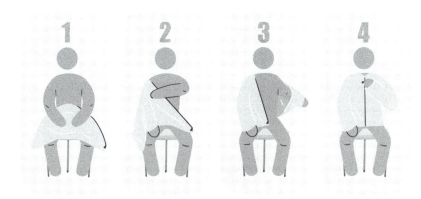

偏瘫患者穿前开襟衣训练

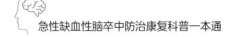

ADL训练外，建议家属应给予脑卒中患者更多的关心和支持，加强患者的信心，提高患者的生活质量。

以偏瘫患者穿脱开襟上衣为例：

偏瘫患者穿前开襟衣训练时，患者取坐位，先穿患侧，后穿健侧。

1）偏瘫患者健手将衣服置于膝关节上，分清衣服前后、衣领、袖笼等。

2）将患手插入患侧衣袖内，用健手将衣领向上拉至患侧肩部。

3）健手从颈后部将衣领拉至健侧肩部，再将健手插入健侧衣袖中。

4）用健手系好纽扣并整理好衣服。

偏瘫患者脱前开襟衣训练时，与穿衣相反，先脱健侧，再脱患侧。

1）先用健手脱掉整个健侧衣袖。

2）再用健手将患侧衣袖脱出，完成脱衣动作。

（2）上肢和手的功能训练

要重视患者上肢的功能性活动训练，通过进行重复训练可以促进患肢功能恢复，并定期、逐步提高任务难度，激发患者完成训练的积极性。

在功能性作业活动中，应逐步增加患者上肢、手的运动控制及协调性的功能训练，遵循"由近到远，由粗到细"的恢复规律，为日常生活活动创造条件。双手协调性训练，如双手配合串珠子、拼图等作业活动。手指抓握及精细运动，如棋牌游戏、面点活动、编织等既源于生活，又是训练手指对粗细、大小、重量等不同规格、不同形状物体抓握的良好活动。

（3）保持正确肢体位

脑卒中患者卧床期间应注意良肢位摆放，鼓励患侧卧位，适当健侧卧位，尽可能少采用仰卧位，应尽量避免半卧位，保持正确的坐姿。

患侧卧位：头部患侧置于高度适中的枕头上，上颈段稍微前屈，躯干稍向后旋；后背用枕头稳定支持；患肩前伸，上肢前伸与躯干的角度不小于90°，肘关节伸直，前臂旋后，掌心向上，腕背伸，手指伸展散开；患侧下肢髋关节伸展，膝关节微屈，踝背伸，足面与小腿尽量保持垂直。健侧上肢自然放在身上，健侧下肢屈髋、屈膝呈迈步位，置于体前支撑良好的垫枕上，避免压迫患侧。患侧卧位可以增加对患侧的感觉输入刺激，并使患侧被动拉长，有助于抑制痉挛，健侧手可以自由活动。

（4）感觉障碍的恢复训练

感觉障碍影响运动功能，对于感觉障碍我们也要重视和加强。

患侧上肢的负重练习，即在支撑手掌的下面，交替放置手感、质地不同的材料。主要通过坐位时患侧上肢的负重抗痉挛模式，增加感觉输入的目的。

手的抓握训练，可通过将不同工具，如木块、木棒或棋子等分别缠绕不同质地的材料，如丝绸、棉布、海绵等，使患者在训练过程中，提高感知觉能力。

辨别物体的练习：用各种质地的物品擦刷患者感觉异常的皮

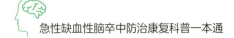

肤；寻找埋藏在细沙、米粒、豆子内的积木块和各种玩具等物品；蒙住患者眼睛，让患者通过触觉判断物体的大小、轻重、软硬、形状等。

5.2.4 哪些言语治疗适合脑卒中患者?

脑卒中患者适合的言语治疗主要有以下几方面。

（1）语言功能的康复

脑卒中后患者最常见的交流障碍是失语和构音障碍。必要的干预措施有助于语言能力的恢复和改善，并且防止习得性废用或不适当的代偿行为。脑卒中早期失语症患者的康复目标主要是促进交流的恢复，帮助患者制定交流障碍的代偿方法，以及教育患者周围的人们，促进与患者的积极交流、减少对患者的孤立、满足患者的愿望和需求。早期可针对患者听、说、读、写、复述等障碍给予相应的简单指令训练、口颜面肌肉发音模仿训练、复述训练，口语理解严重障碍的患者可以通过文字阅读、书写或交流板进行交流。

（2）吞咽障碍的康复

吞咽障碍是脑卒中患者的常见并发症，多数患者伴有构音障碍、摄食困难和语言交流困难。吞咽功能减退可造成呛咳、误吸、气道阻塞窒息等。喝水呛咳的患者，根据实际情况，可通过使用增稠剂改善患者呛咳程度。脑卒中后误吸的患者，必须确定能否维持经口进食，是否需要替代进食途径。这需要综合营养状况、发生误吸和吸入性肺炎的危险程度以及插鼻胃管带来的不适等多种因素进行判断。由于脑卒中患者的吞咽功能会在卒中后的一段时间逐渐改善，所以对于尚能维持经口进食的患者，主要进行饮食调节、体位调节等行为治疗。对于存在咽期延迟的患者，头和颈部应注意保持一定体位，颈前倾使会厌向后，从而咽部入口变窄，增强对气道的保护；单侧咽麻痹的患者，头部转向患侧，使食团避开麻痹侧而移向健侧。

对于吞咽障碍患者来说，食用质地稀薄的液体、混合成分的食物，具有一定的难度。因此宜选择密度均一、有适当黏性、不易松散、不易黏附的食物，如芝麻糊、豆腐脑、蛋羹等，不宜给患者食用年糕、桃酥等食物。另外，冷的食物有助于刺激吞咽。进食环境应整洁、安静，避免进食过程中分散注意力。

（3）呼吸功能的康复

在意识障碍及吞咽困难状态下发生的误吸是导致脑卒中相关性肺炎的最主要原因。应加强呼吸道管理，尽早进行呼吸功能康复，预防和治疗吸入性、坠积性肺炎，减少气管切开的风险。对已经气管切开的患者，积极加强呼吸功能康复，防止胃食道反流和误吸，能缩短机械通气时间、封管时间，条件允许的情况下尽早拔出气管套管，改善心肺功能，减少住院时间，为以后的康复做准备。

脑卒中卧床患者鼓励尽早离床进行康复训练。对于具备足够下肢力量的脑卒中患者，可适当进行如活动平板训练等增强心血管功能。重症脑卒中合并呼吸功能下降、肺内感染的患者，通过加强床边的呼吸道管理和呼吸功能康复，以改善呼吸功能、增加肺通气和降低卒中相关性肺炎的发生率和严重程度，提高患者的整体功能。

5.2.5　脑卒中患者如何选择和使用康复辅具?

（1）拐杖的选择和应用

拐杖长度的选择：让患者穿上鞋或下肢矫形器站立。肘关节屈曲150°，腕关节背伸，在小趾前外侧15厘米处至背伸手掌面的距离即为手杖的长度。

偏瘫患者的拐杖步行方法：① 三点步行法，大部分患者的顺序为伸出手杖→迈出患足→迈出健足，少数患者为伸出手杖→迈出健足→迈出患足方式步行。② 两点步行法，即先同时伸出手杖和患足，再迈出健足。该方式步行速度快，适合于瘫痪程度较轻、平衡功能好的患者。

（2）步行器的选择和应用

1）腋窝支持型步行器：适用于两上肢肌力差、不能充分支撑体重者。

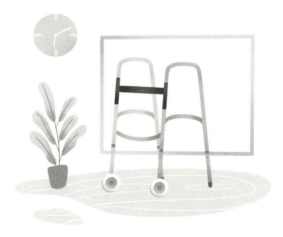

前方有轮型步行器

2）前方有轮型步行器：适用于上肢肌力较差、提起步行器有困难者。

3）交互型步行器：适用于上肢肌力正常，平衡能力差的患者。

（3）轮椅的选择和使用

1）轮椅的选择

座位宽度：患者坐在轮椅上，双大腿与扶手之间应有2.5～4 cm的间隙，即为轮椅合适的坐位宽度。坐位太窄患者上下轮椅困难，且容易使局部受压。坐位太宽则不易使患者坐稳，操纵轮椅不便，不易通过出入口。

座位长度：患者坐在轮椅上，坐垫的前缘离腘窝约6.5 cm。座位太短，容易造成臀部坐骨处不适，受压处会出现疼痛、压疮等。座位过长，会顶住腘窝，造成神经受压和影响下肢血液循环。对大腿特短或髋膝屈曲挛缩的患者，则使用短座位较好。

扶手高度：患者坐位时，上臂内收，前臂平放在扶手上，肘关节屈曲约90°为适宜高度。扶手过高，双肩易疲劳。扶手过低时，患者在驱动轮椅时易致上身前倾，不仅容易疲劳，也可能影响呼吸。

座位与脚踏板的高度：座位与脚踏板的高度需要相互协调。一般来说，患者坐在轮椅中双下肢放于脚踏板上时，大腿下部前1/3处高于坐垫前缘约4 cm，即为轮椅适宜的坐位高度。脚踏板的板面离地面最少应有5 cm。如座位过高或脚踏板过低，会使患者双下肢失去支托，身体失去平衡；座位过低则会增加患者坐骨处不适。

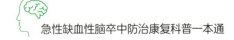

靠背高度：低靠背是指靠背上缘只达患者肩胛骨下缘2～3 cm处，也可以通过坐面至腋窝的距离减10 cm来计算，这种靠背患者躯干活动度较大，但对患者的躯干平衡和控制有一定要求；高于上述高度的则属高靠背类，测量方法为座面至肩部或后枕部的实际高度。凡是对躯干平衡和控制不好者均建议使用高靠背。

坐垫：为了舒适和防止压疮，座位上可用泡沫橡胶（5～10 cm厚）或凝胶垫子。也可在坐垫下放一张0.6 cm厚的胶合板防止坐垫下陷。

总之在选择轮椅时，应综合考虑患者个体情况，个性化需求，以及轮椅的安全性、患者的操控能力、轮椅的重量、使用的环境、价格和外观等因素。

2）轮椅的使用方法

打开与收起：① 打开轮椅时，双手掌分别握住坐位两边的横杆上（扶手下方），同时向下用力即可打开；② 收起轮椅时，先将脚踏板翻起，然后双手握住坐垫中央两端，同时向上提拉。

自己操纵轮椅：① 轮椅向前，将刹车松开，身体向后坐下，眼看前方，双上肢后伸，稍屈肘，双手紧握轮环的后半部分。② 驱动时，上身前倾，双上肢同时向前推并伸直肘关节，当肘完全伸直后，放开轮环，如此重复进行。

对于偏瘫患者，可以利用健侧上下肢同时操纵轮椅。将健侧脚踏板翻起，使健足放在地上，健手握住手轮。驱动时，健足在地上向前踏步，与健手配合，将轮椅向前移动。上斜坡时，保持上身前倾，重心前移，其他方法同平地推轮椅。如果上坡时轮椅后倾，很容易发生轮椅后翻。

　　轮椅转移：以偏瘫患者为例。① 床-轮椅之间的转移：轮椅放在健侧，与床成30°～45°夹角，刹住刹车，移开足托。患者健手握住轮椅外侧扶手站起，站稳后以健足为轴心缓慢转动身体，使臀部对着椅子后缓慢坐下。② 轮椅-床之间转移：从健侧靠近床，使轮椅与床呈30°～45°夹角，刹住刹车，移开足托。健手抓住扶手站起，站稳后，健手向前支撑到床上，以健足为轴心，缓慢转动身体，然后坐下。

5.2.6　如何根据需求和评定结果选择合适的康复方案？

　　对于缺血性脑卒中患者，每位患者的现病史、既往史、社会史等都具有其个性化，所以如何选择最适合的康复治疗方法，需要具体问题具体分析。需要寻找康复治疗师，按照个性化原则，根据患者康复评定的结果，结合其疾病情况，了解其康复需求等，制定康复治疗目标和方案，选择最佳康复方法。并在一段时间后让康复治疗师重新评估，根据患者实际情况维持或调整训练方案。

　　要全面地了解患者情况，包括考虑患者个人的兴趣爱好、工作和生活需求，尊重文化差异。不同的个人兴趣也是考虑康复治疗方式的基本前提，治疗的合理方式应该是能引起患者兴趣的方式。还应考虑患者经济情况和环境差异。经济条件是选择康复机构的影响因素，而进行康复治疗的具体环境条件和设施设备也将在一定程度上影响康复方法、强度、节奏、效果等。

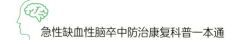

康复训练强度应与患者的治疗目标及患者的耐受度相对应，同时综合考虑个体因素，包括患者的体力、耐力和心肺功能情况等。在治疗过程中，要注意患者的病情和目标差异，对于病情相对严重的患者，康复治疗的强度要低，在康复治疗中要加强监护；对于病情较轻者，治疗强度可以稍大。如果患者的康复治疗目标是要达到相对较高程度的功能恢复，如进行体育运动、回归工作岗位等，则需要进行相对较大强度的康复训练。如果康复目标是参与一般家庭活动，则可以进行相对贴近生活，运动强度一般的康复训练，如一些娱乐和放松性运动。除此之外，患者的年龄、性别和原来的体能素质等，也是需要考虑的因素。女性和老年人的康复治疗强度一般相对较小，治疗时间一般相对较短。男性和青壮年的康复治疗强度则一般相对稍大，时间相对稍长。

总而言之，康复治疗的强度应该由小到大，运动时间由短到长，动作复杂性由易到难；休息次数和时间由多到少、由长到短；治疗的重复次数由少到多，运动组合由简到繁，逐步产生心理和生理性适应，避免额外负荷。康复治疗的难易程度、强度和总量循序渐进、逐步增加，避免突然改变，以保证身体对运动负荷或相关治疗的逐步适应。在条件许可的情况下，开始阶段每天进行适量的康复训练，能够改善患者的整体功能。在可以耐受的情况下，适当增加训练强度对改善功能预后是有益的。一般来说，训练强度在经过适当休息后，第2天早晨患者体力基本恢复，并且不觉得劳累为宜。

以功能锻炼为核心的康复治疗还需要持之以恒，在一定时间和量的积累下才能获得相对显著的效果，停止治疗后治疗效应将逐步消退。单次运动训练的效应也许只能维持几天甚至几小时或几分钟，在停止训练后又开始逐渐消退。所以要想保持运动治疗所积累的效应，唯一方式就是持续进行康复训练。因此许多康复治疗需要长期坚持，甚至维持终身。

第 6 章　急性缺血性脑卒中的复发预防

脑卒中容易复发，随着复发次数的增多，致死率和致残率将显著上升。因而，预防脑卒中复发十分重要，可以通过包括积极治疗基础疾病、控制危险因素、定期进行复查和监测，并按医生建议进行药物治疗和康复训练等来进行。对于预防脑卒中复发，体育锻炼、戒烟戒酒、充足的睡眠、慢性病管理都很关键，需要采取一定措施。

6.1　急性缺血性脑卒中的复发

6.1.1　什么是急性缺血性脑卒中复发?

急性缺血性脑卒中，即急性脑梗死，发病后经过急诊处置（溶栓或取栓）、住院药物治疗以及康复训练，一般在90天左右病情进入稳定阶段，在之后一段时间内，可以为半年或一年，再次出现脑梗死，称为急性缺血性脑卒中复发。脑梗死有发病率高、致残率高、死亡率高的特点，并不是一次性的疾病，它很容易复发，有的人甚至可能不止复发一次。

6.1.2　急性缺血性脑卒中复发带来的危害有哪些?

脑梗死5年内的平均复发率在40%以上，往往复发一次病情就加重一次，致死率、致残率就会更高。随着复发次数的增多，出现后遗症或者死亡的几率就越大，给患者自己和家属带来的负担也越大。

急性缺血性脑卒中复发可能会带来以下危害。

（1）脑损伤加重

每次脑卒中发作会导致脑部的进一步损伤，复发时损伤可能更为严重，会造成更多的脑细胞死亡。

（2）残疾或瘫痪

脑卒中复发可能会导致部分或完全瘫痪，影响患者的日常生活能力，包括行走、吞咽、言语等。

（3）言语和认知障碍

脑卒中复发可能导致患者出现言语障碍，如失语或语言不流利；同时也可能影响认知功能，如记忆力、注意力和思维能力等。

（4）情绪和心理问题

脑卒中复发对患者的心理和情绪状态可能产生负面影响，如抑郁、焦虑、易怒等。

（5）死亡风险增加

脑卒中复发可能导致患者的死亡风险增加，尤其是在复发后的早期阶段，患者可能面临更高的死亡风险。

因此，对于急性缺血性脑卒中患者来说，预防复发非常重要，包括积极治疗基础疾病、控制危险因素、定期进行复查和监测，并按医生建议进行药物治疗和康复训练。

6.1.3　如何预防急性缺血性脑卒中复发？

预防脑卒中复发，我们需要采取以下原则和措施。

（1）积极干预导致脑梗死的病因

如果脑梗死是由于不稳定斑块脱落所引起的，那么我们需要服用一些药物来治疗，使这些不稳定斑块转变为稳定的斑块。一般来说，我们会选择抗栓药物、他汀类药物来治疗。他汀类药物具有稳定斑块的作用。当然，这需要一段的时间。

如果脑梗死的病因是由于动脉血管的中重度狭窄或闭塞导致的，那么我们可能需要手术治疗。手术方式有很多，如血管内支架置入、动脉搭桥或是血管内膜的剥脱术，都能达到恢复血管通畅的目的，来预防脑梗死的复发。

如果脑梗死的原因是由于房颤形成血栓等心源性栓塞导致的，那么我们就得需要抗凝或治疗房颤，才能有效地预防脑梗死复发。相对来说，房颤的治疗比较棘手，很多人需要应用抗凝药物，也可以应用射频消融、左心耳封堵等方法来治疗房颤。

（2）积极治疗导致脑梗死的危险因素

我们都知道，如果患了高血压、糖尿病、高脂血症、高同型半胱氨酸血症等疾病，脑梗死的发病率就会明显升高。所以，如果患了脑梗死的患者还合并有这些疾病，必须控制好这些疾病的病情。

1）高血压是导致脑卒中的主要危险因素之一，控制血压在正常范围内可以降低脑卒中复发的风险。可以通过药物治疗、健康饮食、适量运动等方式来控制高血压。

2）糖尿病是诱发脑卒中的另一个危险因素，保持血糖水平稳定对预防脑卒中复发很重要。糖尿病患者应该按照医生的建议进行药物治疗，坚持规律饮食和适度运动。

3）改善血脂水平：高胆固醇和高甘油三酯是脑卒中的危险因素之一，要注意控制血脂水平。通过合理的饮食和适度的运动来降低血脂水平，并且如有必要可以使用药物进行治疗。

4）戒烟限酒：吸烟和饮酒会增加脑卒中的风险，所以要戒烟限酒。吸烟和饮酒会引起血管收缩和血液凝块形成，增加脑血管疾病的发生风险。

5）保持健康的生活方式：保持健康的生活方式有助于预防脑卒中复发，包括均衡饮食、适量运动、保持正常体重、规律作息、减少压力等。

6）按时服药：如果医生开具了药物治疗方案，要按时服药，并定期复诊监测病情。

7）定期体检和筛查：定期进行健康体检和相关筛查可以及早发现潜在的脑血管疾病风险因素，及时采取预防措施。

6.2 急性缺血性脑卒中的复发预防

6.2.1 缺血性脑卒中后该如何开展运动和体育锻炼？

缺血性脑卒中后，运动和体育锻炼对康复非常重要。合理的运动可以改善心肺功能，改善动脉血管的弹性，减缓动脉硬化的发展速度，对脑梗死的预防可以起到很大的作用。

在进行任何形式的锻炼之前，应该先咨询医生或康复专家，并获得他们的建议和指导。以下是一些常见的缺血性脑卒中后的运动和体育锻炼建议：

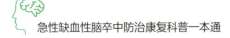

1）逐渐恢复活动能力：根据个体情况，逐渐增加日常活动的强度和持续时间。开始时可以进行简单的日常活动，如行走，逐渐增加到较为剧烈的运动。

2）强化平衡和协调能力：进行平衡训练和协调练习，如单脚站立、平衡球训练等。

3）进行柔韧性训练：柔韧性训练有助于增加肌肉伸展度和关节活动范围，可以尝试瑜伽、普拉提等。

4）进行力量训练：适量的力量训练可以增强肌肉力量，改善行动能力。可以使用弹力带、哑铃等进行力量训练。

5）有氧运动：适度的有氧运动，如快走、游泳、自行车骑行等，有助于改善心血管健康和增加心肺耐力。由于脑梗死大多发生在中老年人身上，所以在运动方式的选择上，建议采取中等强度的有氧运动，根据个人身体状况将运动时长控制在30～60分钟之间，每周运动3次即可。

6）避免过度疲劳：在进行运动和体育锻炼时，要避免过度疲劳。适当休息和恢复是非常重要的。

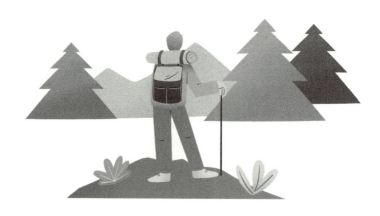

7）寻求专业指导：最好在专业康复机构或由专业康复师指导下进行运动和体育锻炼，以确保安全和有效性。

注意，每个人的康复过程都是独特的，所以一定要根据个体情况和医生的建议进行运动和体育锻炼。

6.2.2 脑卒中患者还可以吸烟吗？如何戒烟？

不良的生活习惯包括吸烟、饮酒、熬夜等，这些习惯都会加速动脉硬化，从而诱发脑梗死的复发。所以脑梗死的朋友一定要把生活中的不良习惯给戒除，才能有效预防脑梗死的复发。

首先我们要了解，吸烟成瘾不是一种习惯。成瘾的物质主要是烟草中的尼古丁，能刺激神经细胞产生多巴胺，令人愉悦。

科学数据表明，单纯依靠意志"干戒"的戒烟成功率不足3%。戒烟的过程比较长，多数人要经过10～14次尝试才可能戒烟，一年的成功率仅3%～5%。如果有专业医生的帮助，成功率会大大增加。

以下是一些可以尝试的戒烟方法：

1）首先必须扔掉吸烟用具，香烟、打火机、烟灰缸，这些最基本的一定要扔掉，减少你对它们的条件反射。

2）戒烟前期，可以先采用减少吸烟的次数，逐渐慢慢戒掉自己想要吸烟的习惯，这种循序渐进的方式对戒烟者有很大帮助。

3）心理暗示也很重要。你的决定一定是最关键的，因此时刻提醒自己戒烟，我要坚持，告诉自己吸烟的后果，再不戒烟就会有很多病找上门来。

4）戒烟期间一定要多喝水，蔬菜水果也不能少，当然也不要

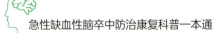

在酒足饭饱后有来一根烟的想法。

5）如果你觉得烟瘾上来了，建议准备一些无糖分的口香糖，以便烟瘾上来及时制止。在咀嚼过程中，你的注意力被分散。当然，千万不要想着用零食代替香烟，否则会让血糖升高，身体变得肥胖。

6）拒绝别人递过来的香烟，这很重要。告诉别人，你已经戒烟，不再抽烟。

7）记录自己的戒烟日记。一切过程、方法都可以记录上，这也是一种很好的自律方式，烟瘾上来你还可以翻看日记来告诫自己。

8）制定一个戒烟策略方案，至少你开始的计划还是有的。

9）多运动，运动本身对我们的健康就有益处，戒烟过程中选择运动来缓解压力的同时还可以转移注意力。

目前戒烟的方法有很多种，包括自行戒烟、参加戒烟服务、使用药物辅助戒烟等。无论您使用哪一种方法戒烟，都必须具备坚定的意志和决心，并配合持之以恒的健康生活模式。

6.2.3 脑卒中患者还可以饮酒吗？如何减少酒精摄入？

饮酒对脑卒中风险的影响存在争议，所带来的结果取决于如何正确地饮酒。一些研究认为饮酒会增加脑卒中的危险，小量至中量饮酒能降低其发病率，大量饮酒能使其危险增加，还有一些研究并未发现两者之间有必然联系。但也有证据表明轻至中度饮酒会降低脑卒中的危险。但已有充分的证据显示，慢性酒精中毒和酗酒是所有脑卒中亚型的危险因素。

脑卒中后应主动改变日常习惯，以及避免与有饮酒习惯的人接触或在一起活动以减少酒精摄入。

如果必须喝酒，可以采用以下方法减少酒精带来的危害。

1）喝酒前1～2小时嚼服2片铝碳酸镁片，能降低身体吸收酒精的速率，来减少饮酒的危害。因为铝碳酸镁片能中和胃酸，并在胃壁上形成一层保护膜，从而减少人体对酒精的吸收。需要注意的是，嚼服铝碳酸镁片后，不要大口喝水，因为喝水就会把它冲下去。另外，这个药对人体没有伤害。

2）喝酒前吃点东西，酒和食物混合在一起，使酒精吸收延迟，血液中乙醇的浓度不会突然间飙高。可以简单理解为肝脏处理1毫升酒精的时间从10分钟延长到了30分钟，对肝功能的损伤会相对降低。

3）喝酒前喝杯牛奶或酸奶，乳制品中的多肽和蛋白可以在胃表面形成保护膜，降低酒精吸收速率，减少酒精对胃的伤害。

4）不要多种酒混着喝，常喝混酒会给肝脏造成过重负担，不仅容易醉，还易导致肝硬化等疾病。

5）不要和可乐等碳酸饮料一起喝。因为碳酸饮料中含有的二氧化碳会刺激胃黏膜，加速酒精的吸收。

6）酒后大量喝水，白水、茶水都可以，可以通过加快酒精的排泄，让自己尽快醒酒。一方面，因为酒精在进入身体后，会消耗身体的水分，大量喝水可以补充因喝酒而消耗的水分，保护全身机能和器官；另一方面，水可以加速肾脏的排泄，把酒精和其他有害物质，通过尿液快速排出体外。

6.2.4　如何改善脑卒中患者的睡眠环境?

脑卒中患者主要涉及以下6大类睡眠问题：失眠、呼吸睡眠暂停、日间思睡、不宁腿综合征/睡眠中周期性肢体运动、快速眼动期睡眠行为障碍、昼夜节律失调性睡眠-觉醒障碍。

对于改善睡眠有以下几种方法。

（1）睡眠卫生与健康教育

1）良好的睡眠环境：保持卧室黑暗无光，人眼对日光灯的反应会促使人体褪黑素分泌下降，影响睡眠质量。因此，确保昏暗的睡眠环境能有效促进睡眠，而日光或灯光（蓝光）有助于清醒。我们也可以选择遮光窗帘、戴眼罩。要保持空气流通，适当开点窗户。睡前洗热水澡，洗澡可以改变体温，体温逐步下降的过程能促使人们产生睡意。尽量把被窝布置得暖和点，室温18～22度最佳，温暖的环境更容易让你入睡。选择舒适的床垫，非睡眠时间远离卧室。可以通过精油、音乐来进行放松。

2）睡前活动：睡前2小时停止使用电子设备，如真的离不开，试着至少在1小时前停止使用。在睡觉前尽量不要接触一些剧烈的刺激，如看一些情节很复杂令人激动的小说或电视。尽量避免在晚上与家人发生争论。不要在临睡前与别人进行高难度对话，如讨论一些棘手的问题、想要互相说服等。找出那些会让你感觉紧张的事件，把它们安排在白天进行。如果你不得不在晚上工作，那么越早完成越好，这样你才能有时间在睡觉前清空自己的思绪。如果你需要晚上出门工作，计划好自己的回家时间，留出一定时间来让自己回家后可以进行放松并准备入睡。

3）饮食：胃不和则卧不安。晚饭早点吃，吃清淡易消化的食物。晚餐不宜吃得太迟，也不宜处于饥饿状态，不适合吃太多油腻、甜食增加胃肠道负担。改变食谱，摄入碳水化合物可增强睡意，而摄入蛋白质能减低睡意。多吃助眠食物，如香蕉、小米、松子、麦片、牛奶等。停止摄入咖啡因的时间在睡前至少6小时，补充足量水分。

4）定期运动：运动对于睡眠质量也是至关重要的，在平时保持一定的运动量，能让人睡眠质量更好，但是在睡前4小时要尽量避免剧烈运动。

5）减少午睡时间：白天如果得到了足够休息，会影响夜间睡眠。研究表明，白天不午睡的人在晚上的睡眠质量会更好。对于失眠的患者，白天尽量不要午睡。

6）冥想：仅仅5～10分钟的冥想时间，可以提高褪黑素水平，就可以让你拥有更健康的睡眠。

7）呼吸循环：睡前把手叠放在小腹上，采用腹式呼吸，呼吸要深长而缓慢。躺在床上闭着眼睛，用嘴巴呼气，用鼻子吸气，再来一次嘴巴呼气。重复几分钟，可以帮助定神。

（2）认知行为治疗

认知行为治疗联合药物治疗可明显改善脑卒中相关失眠。另有研究显示，右佐匹克隆联合认知行为治疗，焦虑和抑郁情绪也得到更好改善。

（3）药物治疗

苯二氮类：包括阿普唑仑、艾司唑仑、地西泮等，具有镇静、抗焦虑、肌松和抗惊厥作用。非苯二氮类：包括酒石酸唑吡坦、右佐匹克隆、扎来普隆等，半衰期短，药物依赖风险较传统

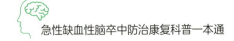

苯二氮类药物低。褪黑素受体激动剂：包括雷美尔通、阿戈美拉汀等，可以稳定睡眠-觉醒节律，缩短睡眠潜伏期。

（4）中医

中成药物：研究显示百乐眠胶囊（每次4粒，每日2次）对脑卒中急性期失眠具有一定疗效，治疗组患者睡眠质量、生活自理能力均显著改善，日间功能障碍评分和改良Rankin量表评分较对照组明显改善。

针灸治疗：针灸治疗脑卒中相关失眠有一定疗效，经验针刺疗法效果优于常规针灸。另有研究显示，针灸相对安慰剂或传统疗法治疗脑卒中后失眠具有一定疗效。

（5）其他

多项随机对照试验显示经颅磁刺激治疗脑卒中相关失眠效果良好。此外，护理对于卒中相关失眠也有改善作用。

6.2.5 缺血性脑卒中后血糖、血压、血脂如何管理？

（1）糖尿病

对于要预防脑梗死复发的糖尿病患者而言，我们建议将空腹血糖降至在7.0毫摩尔以下，餐后2小时血糖降至10.0毫摩尔以下，糖化血红蛋白控制在7%以下。糖尿病患者的调查方案应该是个体化一对一进行有效的治疗。

（2）高血压

对于已经发生过脑梗死的患者，并且年龄＜65岁以下的高血压患者而言，我们推荐的血压目标控制值至少是140/90毫米汞柱以下，如果患者达到这个目标值以后，并且没有出现头晕、头痛等不耐受症状的话，我们建议可以将血压目标值进一步下调至130/80毫米汞柱以下。

在这里必须要强调的一点就是对于高血压患者而言，服用降压药物以后，最好每天都监测一次血压，从而来了解自己是否适合服用这种降压药物及进行降压效果评估。

（3）血脂

对于脑卒中患者而言，我们建议将患者的低密度脂蛋白降至在1.8毫摩尔/升以下。对于已经发生过脑梗死的患者而言，寄托于饮食来降低血脂的希望不大，这时候就需要通过长期坚持服用他汀来降低血脂，如果他汀不能够将低密度脂蛋白控制在目标范围之内的话，我们可以联合使用抑制胆固醇吸收剂依折麦布或是注射PCSK9抑制剂。

第 7 章　急性缺血性脑卒中的社区管理

　　脑卒中患者出院后的居家护理也十分关键，脑卒中患者往往生活能力受限，需要家属的照顾。而患者出现的一些并发症及必需的治疗手段也需要进行定期护理。对于患者的皮肤、大小便、吞咽障碍、管道、辅具选择、肢体摆放、体位选择都需要进行细致规范的操作。脑卒中患者也需要定期复查相关指标，照护人员对于一些需要监测的数据如血压、血糖，要按规范对患者进行定期检测。保证脑卒中患者的安全是非常重要的，需要为患者营造舒适安全的环境，保证患者的健康安全，并有效应对突发情况。对于有照护需要的患者，可以申请长护险，也可以寻求家庭医生的帮助。社区康复主要是利用本社区的资源，因地制宜开展社区和家庭的康复，主要提供病、伤、残者恢复期及后期康复服务。脑卒中患者可以选择就近的社区康复中心进行治疗。

7.1　脑卒中患者的居家护理

7.1.1　如何进行脑卒中患者的居家皮肤护理？

　　我国人口老龄化程度进一步加深。失能、半失能的居家人口在持续增长，压力性损伤是卧床患者常见并发症之一，使医疗、护理及生活照顾需求也日益突显。压力性损伤的全球发生率达4.5%～32.86%。

具体干预措施如下：

（1）根据不同疾病进行个体化合理膳食营养

糖尿病患者予低盐、低脂、低糖饮食；高龄、消瘦患者保障蛋白质、维生素A、维生素C、叶酸，以及矿物质锌、铁、镁等的摄入；全身水肿者予限制盐，补充高蛋白的摄入；肥胖、心血管系统疾病患者多吃水果蔬菜，控制糖类和高热量饮食等。

（2）实施体位变换

提高居家患者及主要照顾者的依从性。间歇性解除压力是预防皮肤长时间受压的主要措施，鼓励能够自行体位变换的居家患者以20°～30°的侧卧姿势睡觉，没有禁忌者可平卧；长期卧床者

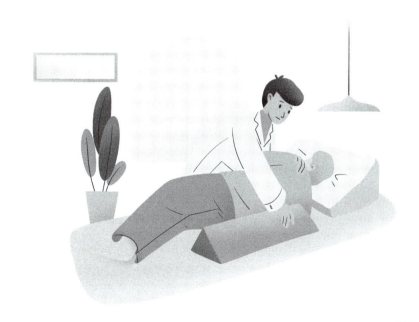

坚持每2小时翻身1次，长期坐轮椅者每15～20分钟换体位，家属至少每小时协助患者起身缓解受压部位的压力。翻身时，避免拖、拉、拽等动作。翻身时侧卧30°，半卧位时，床头抬高不超过30°，若病情需要，必须抬高床头超过30°或半坐卧位时，先抬高床尾至一定高度，再抬高床头；没条件抬高床尾时，可在臀部下方垫支撑物，如软枕，防止下滑过程产生的摩擦力和剪切力。坐轮椅患者足部或腿部放置支撑物，防止身体下滑；使用减压装置（局部的减压装置有泡沫或海绵减压垫、啫喱垫等，全身的减压装置有气垫床、水床等）。

（3）预防性皮肤护理

每天检查全身皮肤状况，尤其是骨隆突受压处（如骶尾部、坐骨、大转子、足跟、肘部、后枕等）的皮肤。皮肤过于干燥时，可适当涂抹不含香精较温和的皮肤润肤霜，避免使用爽身粉。尽量选择温水清洗皮肤或性质温和的清洗剂清洗皮肤，避免使用碱性肥皂液、热水及用力擦拭；对于大小便失禁者，每次排泄物污染皮肤时应立即清洗，保持局部皮肤清洁干燥，使用润肤液、棉柔护理垫、臀部减压贴，有条件者建议用护理床及专科护理裤，应用中性软皂液、温度适宜擦洗液清洁皮肤，定期检查皮肤完整性、颜色、弹性、温觉等，对感觉障碍者需防止烫伤或冻伤，慎用热水袋或冰袋。

（4）压力性损伤换药护理

伤口造口专科护士通过电话、微信传送图片、微信视频等方式指导换药，必要时上门协助指导换药护理，保持动态随访观察伤口情况，并根据伤口部位大小等个体情况进行个体化护理指导。

（5）定期随访及评价

在随访中教会判断及评估患者皮肤情况。家属共同参与管理，定期沟通并发放视频及干预资料，保持通讯联系，有疑问时及时解答。

7.1.2　怎样护理大小便失禁的脑卒中患者？

（1）大便失禁

大便失禁易造成多种并发症，不仅给患者带来极大的痛苦，引起心理障碍，增加家属的经济负担，而且也给护理工作带来诸多困难。国内外文献均有报道，大便失禁是医院、护理之家和家庭病床护理中经常遇到的问题，尤其在老年人、重危患者及瘫痪卧床患者中，其发生率居高不下。

大便失禁是指肛管括约肌失去对粪便及气体排出的控制能力，属于排便功能紊乱的一种。大便失禁可分为完全失禁和不完全失禁。大便完全失禁：不能随意控制粪便及气体的排出；大便不完全失禁：能控制干便排出，而不能控制稀便和气体排出。

大便失禁患者最常见的并发症是会阴部、尾骶部皮炎及压力性溃疡，这是因为粪便刺激了皮肤，使会阴部皮肤经常处于潮湿和代谢产物侵蚀的状态，加上皮肤间的摩擦，形成皮肤红肿、溃烂。有资料证明，大小便失禁的严重程度与皮肤红肿之间有对应关系。这些并发症不仅加重了患者机体的痛苦，同时也给患者的心理带来了困窘甚至恐惧。

对大便失禁的有效护理，尤其是对长期大便失禁患者的管理是一个应当重视的问题。主要措施如下：

1）使用护理用具。大便失禁护理的各种用具及一次性尿垫可以缩小潮湿污染的范围，减轻皮肤的损害程度，但不能避免皮炎的发生。

2）增加膳食中食物纤维的含量。增加膳食纤维，如麦麸、玉米、燕麦、茭白、芹菜、苦瓜、水果等，平均每日供应6.89克。食物纤维不会被机体吸收，可增加粪便的体积，刺激肠蠕动，有助于恢复肠道功能，增强排便的规律性，有效改善大便失禁状况。

3）心理护理和社会支持。心理护理对老年人、危重患者大便失禁的护理不仅仅是从卫生方面的简单考虑，当他们经历了排便功能丧失后，经常有意志消沉、抑郁、孤僻、害怕，如不及时防治，会使他们的精神颓废，社会适应能力会进一步退化。可嘱患者穿弹性紧身裤，以增加大便节制能力。对老年患者应采取启发、开导、疏通、宣泄等方式，通过观察、谈话，引导患者说出自己的痛苦、委屈及内心的不安，消除心里积郁，从而达到理想心态。

社会支持是个体通过正式或非正式的途径与他人或群体接触，并获得自我价值感以及物质、信息和情感支持。社会支持具有缓解压力和直接影响患者身心健康和社会功能的作用。所得到的社会支持越多，心理障碍的症状就越少。首先，家庭支持是大便失禁患者社会支持的主要来源，扮演着促进和保护个人健康的重要角色。得到良好家庭支持患者的生活质量高于其他患者。其次，要充分提高患者社会支持的利用度。社会支持的利用度，即调动社会网络，利用他人支持和帮助的程度。患者刚发病时，需要有关疾病治疗的信息支持；住院期间需要物质、情感的支持；恢复期需要肯定和鼓励患者的自身努力和进步等，让患者感受到自我价值的体现。再次，良好的社会支持对大便失禁患者的治疗有积极的促进作用。社会支持与身心健康的关系日益受到人们的重视。大便失禁引起的各种功能障碍使患者产生适应困难，此时他们非常需要来自多方面的社会支持，有效的社会支持能增加患者的适应性行为，克服消极应对，促使他们积极主动地配合治疗与护理。

（2）小便失禁

小便失禁（尿失禁）是指排尿失去控制，尿液不自主地流出或排出，当膀胱功能神经传导受阻或神经功能受损，均可使膀胱括约肌失去作用，出现尿失禁。

尿失禁的并发症有潜在的皮肤功能受损与尿液浸渍所致皮肤红斑、红疹，失禁性皮炎，甚至压力性损伤，潜在的泌尿系统感染等。

尿失禁护理要点如下：

1）保持良好的排尿习惯。患者每天喝水6～8杯，约1 500毫升，不喝含有咖啡因的饮品，如咖啡、茶或汽水。还需要戒酒，因酒精能增加尿量，减低大脑对膀胱的控制能力。功能性尿失禁者每次排尿应尽量排空膀胱，不要随时随地排尿，膀胱充盈后方可去洗手间。

2）做好会阴部清洁。对肛周皮肤进行预防性护理，因此部位温暖潮湿，较敏感及脆弱，是微生物生长的良好环境，遗尿后必须及时清洁会阴部及肛周皮肤，特别是大小阴唇和腹股沟等皮肤皱折处，会阴冲洗每天1～2次，清洁后擦干。

3）保证体位更换频率。每小时翻身、更换体位1次，按摩受压局部以促进血液循环，保持床单平整、清洁。侧卧时用软枕放在两腿之间以增加空隙。

4）应用护理尿失禁的用品。如将有吸水性的一次性床垫、尿垫等铺在床或椅子上，可吸收少量尿液。用一次性纸尿片、纸尿裤，可保持干爽，因它含有木浆纤维，能吸收较大量的尿液，且有尿湿标志。它还含有中和剂可消除尿臭，并有防漏尿设计，可避免漏尿的尴尬，使患者穿着舒适自信，尤其适合需活动的患者。每次更换尿裤时需做好会阴部清洁护理，勿使用太多爽身粉，尤其是腹股沟处，避免出汗结成硬块附在皮肤上。

5）尿管护理。尿管需在无菌操作下进行，以防感染，准确记录24小时出入量。男性患者可用尿套，其一端套在阴茎上，另一端接尿袋。会阴部、肛周出现红疹、红斑时，每次小便后及时清洗，避免用力擦洗，擦干后涂保护剂。

6）指导患者进行骨盆肌力训练。骨盆肌力运动是收缩和放松阴部附近的肌肉，步骤如下：坐在椅子前端，膝盖尽量分开，将手肘放在膝上，身体尽量靠前，此时，盆底肌便会贴近坐位，闭上眼睛，紧缩会阴部及肛门的肌肉，然后将盆底肌肉提高离开椅子，可重复，中间休息4秒。

7）膀胱功能训练。养成定时排尿的习惯，可制订如厕时间表，利用闹钟每小时响1次，提醒患者；排尿练习可听流水声，轻擦大腿内侧，用温水冲洗会阴部；挤压耻骨部位上方。训练一段时期后，如尿失禁情况好转，或去洗手间的次数减至2小时1

次，应继续练习并记录尿量，练习至能坚持4小时去洗手间而无尿失禁情况为止。对插尿管者，应夹闭尿管，每4小时放尿1次，以训练膀胱功能。

8）心理护理。尿失禁患者往往担心尿失禁时的尴尬场面，感觉自理能力下降而失去自尊心和自信心。因此，应主动关心、体贴患者，为其提供舒适、安静、整洁的环境，鼓励患者表达目前自身改变的感受，并保护他们的隐私和自尊，尽量满足患者的合理要求，鼓励、帮助患者进行修饰，指导他们用合适的衣服遮掩身体的改变，以适应日常生活、社会活动和人际交往，可鼓励患者寻找或参加与自己病情相似的人员组成的支持小组，以寻求社会支持。

7.1.3　脑卒中患者如何预防和处理便秘？

便秘是一种临床常见的症状，主要表现为排便困难和（或）排便次数减少、粪便干硬，若症状持续6个月及以上可以诊断为慢性便秘。我国流行病学调查结果显示，成人便秘患病率为2.9%～14.3%，且随着年龄增长而升高。

（1）预防及干预原则

便秘症状管理的关键在于通过个体化的生活习惯干预达到预防便秘的目的。对生活习惯的整体干预包括增加膳食纤维的摄入，保证足够饮水量及运动量。研究表明，对患者进行个性化的便秘健康教育可以有效减轻患者便秘症状和提升生活质量。

（2）预防措施

增加膳食纤维和水分的摄入是预防及治疗便秘的基础干预措

施。研究指出，对于没有脱水的患者，单纯增加饮水量并不会改善便秘情况，但亦有证据表明，每天2升水分的摄入可以提高膳食纤维的通便作用。因此，多项指南和共识认为水的摄入量为每天1.5～2.0升。增加膳食纤维的摄入可能导致肠道气体增加，进而引发腹胀等不适，建议指导患者调节饮食应循序渐进，避免1次摄入大量膳食纤维，以减少对肠胃刺激，待自身适应后，再逐渐增加。

研究指出，锻炼可以加快结肠蠕动，而且在提高便秘患者的生活质量方面有显著作用。因此，推荐便秘患者根据自身情况选择合适的锻炼方式。

一项调查研究表明，便秘可能与排便环境不私密有关，建议非必要不在床边或床上排便。对于需卧床的患者，除饮食调整增加纤维摄入外，还可以指导协助患者适当进行床上活动，如深呼吸、收腹、提肛等。同时，在患者排便时应尽量遮挡，请他人暂避，尽量为患者提供舒适、安全的排便感受。

人体晨起和餐后的生理反射引起结肠运动可以促进粪便排出，同时，蹲姿排便时耻骨直肠肌放松，直肠肛角变大，相比坐姿，排便较不费力。因此，建议患者选择晨起或餐后2小时内，采取蹲姿尝试排便。坐姿排便耗时费力，便秘患者可以使用蹲便辅助器具，如使用垫脚凳抬高脚位，解决排便不畅的问题。有研究指出，使用垫脚凳时，由于缺少蹲姿带来的腹部压力，直肠肌实际未能放松，仍处于紧张状态，未能达到最佳排便状态。

生物反馈疗法通过向患者展示排便时肌肉用力状态，帮助功能性便秘患者重复练习，纠正错误的排便用力方式，已被国内外诸多指南及共识认可。由于该疗法缺乏针对老年人的研究，其对老年便秘患者的有效性和安全性有待证明，所以目前不推荐老年功能性便秘患者常规使用生物反馈疗法。

（3）干预措施

目前，关于中医非药物治疗便秘的研究主要集中在针灸、艾灸、腹部按摩及耳穴压豆方面。腹部按摩可以减轻腹部不适感，且对于便秘患者来说简便易行、安全性高、经济负担较小。

研究显示，相比健康人群，慢性便秘患者更容易罹患抑郁、焦虑等心理障碍，而焦虑、抑郁的情绪反应往往又会加重胃肠道功能障碍，进一步加重患者便秘。因此，对于伴有明显心理障碍的患者，需要给予相应的心理疏导或带患者至精神心理专科治疗，循序渐进，改善患者对便秘的认知，帮助其发挥主观能动性，以良好的心态和更高的治疗依从性应对便秘症状，最终达到缓解病情、改善预后的目的。

传统大量不保留灌肠是一种通过管道插入肛门，将大量灌肠液输入患者肠腔的通便方法，适用于不能耐受药物治疗或药物疗效不理想的患者。

7.1.4　脑卒中患者如何进行吞咽障碍的护理？

吞咽困难及营养不良是脑卒中患者常见的并发症，显著增加脑卒中患者不良预后风险。

脑卒中患者在进食或饮水前应常规进行吞咽障碍筛查，筛查结果异常的患者，应由受过培训的专业人员进一步全面评估。脑卒中后吞咽障碍的治疗不仅能改善个体的进食状况，还能改善营养，预防并发症（如肺炎）。

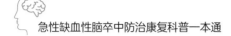

护理方法包括食物质量与性状的改进、改变体位与姿势的代偿性方法，以及吞咽障碍的康复治疗技术等。

食物改进是指改变食物或液体的结构或者黏度，是吞咽障碍的基础治疗。电视透视检查证实，食物改进对患者个体来说有效，可以改善患者个体的吞咽效率，是脑卒中后吞咽障碍的标准处理方法。食物改进最常见的是将固体食物改成泥状或糊状，固体食物经过机械处理使其柔软，质地更趋于一致，不容易松散，从而降低吞咽难度。脑卒中后大部分吞咽障碍患者最容易误吸的是稀液体，将稀液内加入增稠剂以增加黏度，可减少误吸，增加营养内容的摄入量。注意在结构改变的食物中强化可能丢失了的营养成分，尽量使食物能引起患者食欲。

代偿性方法是指头或身体姿势的调整，包括转头、低头、交互吞咽等方法，虽然不能改善吞咽功能，但可减少误吸和增加食物摄入量。

吞咽障碍的康复治疗是以改善吞咽生理为目标的锻炼方法，每种方法都可针对某个吞咽器官功能异常而改善其功能，降低并发症。例如，舌骨上肌群的力量训练对增加环咽肌打开程度、喉前伸幅度及减少误吸有明显效果。

管饲喂养：对于因昏迷、认知功能障碍或吞咽障碍不能经口摄食的患者，应予以管饲喂养。可以经口摄食的患者，但每日能量摄入不足目标量的60%，亦应给予管饲。对于吞咽障碍的患者来说，如果患者采取食物性状改进和代偿性方法，能够减少误吸并保证足够量的营养摄入，则可以经口进食，否则就需要管饲喂养。管饲喂养包括两种方法：鼻饲管或者经皮胃镜下胃造口术。

鼻饲管放置快速，技术难度不高，相关的死亡率罕见，但需要定期更换。长期放置常见的并发症有可能误置于气管内、食管炎、管道摩擦或压迫导致的黏膜溃疡等。经皮胃镜下胃造口术从美观角度来讲更易于被患者接受，可长期使用，是有创操作，需要通过外科方法和内镜来完成，技术相关的死亡率为 0～2.5%。常见并发症有轻度的皮肤感染、导管堵塞和漏、胃出血、严重的腹壁感染和胃瘘等。

7.1.5　脑卒中患者如何进行管道护理?

因为疾病的关系，有的患者需借助胃管、尿管等来进行疾病治疗维持。医院对各管道的护理均有严格的管理措施，但在患者携管出院后，由于各种管道的居家护理缺乏系统性和规范性，常导致因管道护理不当引发并发症。

（1）留置导尿管护理

1）针对性个人卫生指导：对于留置导尿管的患者而言，居家康复期间应格外注意个人的卫生习惯；患者及其家属注意居家期间保持局部清洁干燥；自我观察会阴部是否存在分泌物。

2）针对性饮水指导：取每日少量多次的原则，科学饮水便于有效预防导尿管并发症；对长时间留置导尿管的患者，每日饮水量应在 2 500 毫升以上，便于对导尿管达到良好的冲刷效果，以防导尿管结晶等病变；对留置导尿管的患者每日饮水量少于 2 500 毫升时，导尿管结晶发病率可达到 60% 左右。若超出该饮水量，发病率仅为 33% 左右。应嘱咐患者每日多饮水，便于有效降低不良事件的发生率，对每日患者液体的出入量严格记录，降

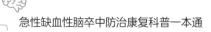

低膀胱结石、导尿管堵塞等并发症事件。

3）针对性功能锻炼指导：留置导尿管患者也要加强体育锻炼，便于增强机体免疫力与抵抗力，促进身体的好转；患者可以选择打太极、散步等方式加强锻炼，还可尝试进行适量的膀胱功能锻炼，将导尿管短暂关闭，等到出现尿意时保持膀胱充盈状态，每日2～3小时排尿1次，随时调整护理干预方案。

4）尿道口自我护理：尿路感染是常见的并发症，主要是由于逆行感染等导致。为此，加强尿道口护理工作十分重要；若患者长时间留置导尿管，需加强自我护理能力，降低尿路感染事件，可使用适量的生理盐水对尿道口进行清洗，便于降低尿路感染等事件的发生率，提高自我护理水平。如无特殊情况，禁止自行使用消毒液进行消毒处理。

5）有效固定导尿管：导尿管固定意义重大。导尿管固定不当一定程度上会引发泌尿系统感染；患者应将导尿管固定在大腿上部的位置，便于缓解患者身体疼痛与不适感，便于减轻尿道黏膜压迫损伤。

6）意外事件处理：对于长时间留置导尿管的患者来说，需加强意外事件的预防与处理工作，以免发生意外情况。常见的意外事件包括导尿管堵塞、尿道损伤、漏尿等情况，应正确放置好引流袋；若意外拔出了导尿管，应及时到医院联系医护人员对导管进行更换；对尿液情况进行记录，一旦异常及时联系医护人员；若导尿管堵塞，应将导尿管自行旋转，若仍然堵塞，及时联系医护人员；若突发漏尿，家属可在医护人员指导下，按摩患者腹部或者对耻骨联合上方部位热敷，缓解膀胱痉挛等情况，若症状仍然存在，及时联系医护人员。

（2）鼻饲管护理

鼻饲法是将流质食物、营养素、水分和药物经鼻胃管注入胃内的方法，目的是保证患者摄入足够的热量和蛋白质等多种营养素，以利早日康复。该法适用于昏迷、病情危重、吞咽障碍及其他不能经口进食的患者。

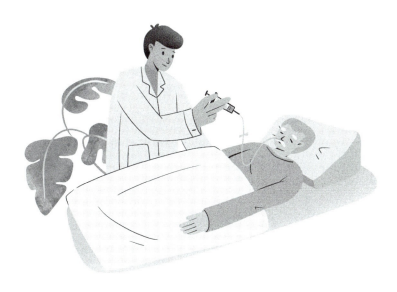

1）每次灌注前应先检查胃管是否在胃内，确定无误后，方可灌食。鼻饲时尽量抬高床头，使之呈30°～60°。鼻饲后30分钟内不要翻身和搬动患者。每2～3小时灌食1次，每次不超过200毫升，温度应接近体温（38～40℃），过高或过低都容易引起胃肠不适、腹痛腹泻等。用药时应先将药片研碎，溶解后再灌入。灌入前后均应灌入少量温开水。

2）鼻饲饮食选择清淡、易消化的食物，病情稳定后要及时给予高热量、高维生素饮食。一些老年患者因长期鼻饲混合奶而产生便秘和腹泻。混合奶虽然热量高，但营养不够全面，缺乏某些微量元素，可适当加入一些果汁、菜水、豆汁、鱼汤、鸡汤、植物油等，以使营养全面。

3）由于患者长期卧床，抵抗力下降，易引起肠道感染，故操作前应先洗手，注射前后，应用温开水冲净胃管，以免食物在胃管内腐败变质。

4）胃管的护理：胃管应妥善固定，胃管末端用无菌纱布包裹固定，患者如有躁动，应适当予以保护性的约束，注意松紧适宜，定时放松，以免患者自行拔出胃管。

5）由于患者不能经口进食，要特别注意口腔卫生，予以口腔护理每天2次，并密切观察口腔黏膜和鼻腔黏膜的情况。

6）并发症的预防及护理

腹泻：是最常见的并发症，原因多为消化不良，其次是灌注器具被污染。所以应注意：① 鼻饲前要给试验餐液20～30毫升，待胃肠功能适应后再给予正常的鼻饲液；② 每次的鼻饲量不得超过200毫升，做到少量多餐；③ 鼻饲液必须现配现用，一切容器要经过消毒处理。

便秘：由于患者长期卧床，肠蠕动减弱，鼻饲液大多为少纤维食物，对胃肠道的刺激减弱，致使食物在肠内停留时间过长，水分被过多吸收，造成粪便干结。因此，应适当进行腹部按摩，促进肠蠕动，定时给予缓泻剂，适当调整食物纤维含量，防止和减少便秘的发生。

应激性胃溃疡：严重脑卒中时，中枢神经系统功能障碍，影响迷走神经对胃运动的调节；下丘脑调节失衡，血管收缩引起胃黏膜缺血、缺氧，从而影响胃的正常消化功能；鼻饲前抽吸胃液，若抽出胃液有咖啡色液体应暂停鼻饲，抽取胃液送检，给予胃黏膜保护药，必要时给予止血药物。

误吸是脑卒中患者发生吸入性肺炎的重要原因，也是最致命的并发症。重症脑卒中患者由于胃排空延迟，吞咽障碍，咳嗽反射减退等均可引起误吸。除严密监测生命体征外，还应对胃内容物、排泄物进行监测，严格准确记录液体出入量。观察口腔黏膜的变化，避免和减少发生吸入性肺炎的危险。

7.1.6　脑卒中患者如何选用合适的辅具？

辅助器具是指能够预防、代偿、介护、减轻或降低损伤和活动受限的产品。在改善失能患者生活质量、拓展患者活动空间、减轻照护人员负担及推动服务体系完善等方面，辅助器具的重要性不言而喻。

对于功能障碍者来说，每个人的身体状况、功能缺失、潜在的能力、生活环境等都存在个体差异，而每个人对辅助器具的需求也各不相同，所以选择辅助器具要适合自身需求，要有益于残余功能利用和改善，要有益于功能的锻炼和恢复，因此选择适合的辅助器具要经过专业人员进行评估适配。

对于急性缺血性脑卒中患者来说，家庭恢复是促进其功能恢复和提高生活质量的重要阶段。在家庭康复过程中，合理选择适当的辅助器具对于患者的康复至关重要。以下是一些关于脑卒中患者如何合理选择辅助器具的建议。

（1）评估和建议

首先，家庭成员应当与专业医疗人员进行沟通和评估，了解患者的具体情况和需求。专业人员可以根据患者的病情、恢复进程和功能能力，提供针对性的建议，以便选择最适合的辅助器具。

（2）日常生活辅助器具

脑卒中患者常常面临日常生活中的各种困难，如行动不便、平衡困难、手指灵活性减弱等。在选择辅助器具时，应优先考虑以下几种常见的日常生活辅助器具：

携带帮助器具：如步行架、拐杖或助行器，可以提供行走和平衡支持。

抓握帮助器具：如握把、拇指支撑器等，可帮助患者在拿取物品、开关门等活动中增强握力和灵活性。

餐具和厨房辅助器具：如防滑餐具、杯子抓握辅助器具、开罐器等，可帮助患者在饮食和烹饪方面更加独立。

卫生辅助器具：如护理床、浴椅、护理垫等，可以提供安全和便利的卫生护理环境。

（3）认知和语言恢复辅助器具

脑卒中可能对患者的认知和语言能力产生不同程度的影响。在家康复阶段，可以采用一些辅助器具帮助患者恢复和改善这些功能。举例如下：

认知辅助器具：如记事本、语音提醒器、智能手机应用等，可以帮助患者提醒日程安排、记忆重要事项等。

语言恢复辅助器具：如语音合成器、语音翻译器等，可以帮助患者表达和理解语言，促进言语交流能力的恢复和改善。

（4）运动康复辅助器具

恢复运动功能是脑卒中患者的一个重要目标。在家康复中，应根据患者的康复进程和需要，选择适当的运动康复辅助器具。举例如下：

功能锻炼器具：如徒手练习器、弹力带、步行机等，可以帮助患者进行康复训练，提高肌肉力量和关节灵活性。

平衡训练辅助器具：如平衡垫、障碍物训练器等，可以帮助患者恢复平衡控制能力。

选择合适的辅助器具应当根据患者的具体情况和专业评估来确定。此外，患者及其家庭成员在使用辅助器具前，也应接受相关的培训和指导，确保正确和安全地使用这些器具。在家康复期间，与专业康复团队保持联系，并定期复查以评估康复效果和调整辅助器具的使用方式。

7.1.7　如何帮助脑卒中患者进行合适的肢体摆放？

脑卒中是常见多发的疾病，脑卒中后都有程度不同肢体偏瘫，长时间的偏瘫可以引起各种并发症，其中足下垂是脑卒中偏瘫患者出现步态性异常十分关键的原因，无法保障患者的各项日常生活能力。处于脑卒中时期，进行各项康复治疗是减少残疾发生率的核心性方式，更具针对性的康复训练能够减少残疾的发生，使脑部尽早获得恢复，以保障脑卒中患者的生活质量、各项生活活动能力。

（1）早期肢体摆放

1）仰卧位：头部下垫合适软枕，让面部维持向上；在患肢一

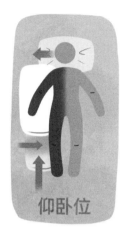
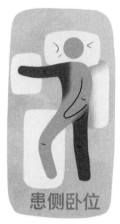
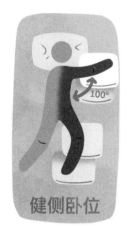

仰卧位　　　患侧卧位　　　健侧卧位

侧（图上深色）的肩关节下，放置软枕，移出患肩，使肩胛骨朝前，并对上肢肘关节进行伸展；在患肢一侧的髋部下放枕，大腿外侧放枕，防止大腿外旋，髋关节出现屈曲；在足底、床板之间放硬枕，使足部处于中空位。

2）患侧卧位：患者侧卧，患肢在下，健肢在上，头部垫软枕，后背放翻身枕，移出患肩，伸展患肢，对膝关节进行10°～30°的前屈。踝关节屈曲90°，健侧下肢屈曲，小腿放软枕。

3）健侧卧位：健侧肢体在患侧肢体上，胸前放软枕使患侧上肢放于枕上，维持伸展；对患肢一侧的下肢髋关节、膝关节均尽量屈曲呈90°在其下方放软枕，辅助膝关节朝前。

仰卧位保持2小时，患侧卧位、健侧卧位依次保持3小时。

（2）早期肢体功能被动锻炼

辅助患者处于仰卧位，从健侧直至患侧对关节实施各项被动锻炼。

1）髋关节：一只手辅助健侧肢体进行充分屈曲，在固定骨盆后，另一只手需下压患肢一侧的膝关节，借助各类肩部上扛动作辅助患者对髋关节进行屈曲，让肱二头肌得到相应的牵拉；辅助下肢处于屈曲位，一只手托小腿的近端，另一只手让足跟的外侧得到摆动；在固定下肢后，一只手托大腿的内侧，另一只手托足跟或是膝关节的下方。

2）肩关节：辅助肩关节进行相应活动，一只手固定肱骨的近端，另一只手固定肩胛的下角，处于被动的状态下，由各个方向进行锻炼，使肩关节各项被动活动的总范围低于正常总范围的40%。

3）手关节：对手部各个关节进行全关节活动总范围中的各项锻炼，单手对腕关节进行固定，另一只手扶着手掌，对手部腕关节进行牵拉。

（3）早期肢体功能主动锻炼

患者在进入痉挛期后，辅助其对肢体进行各项主动锻炼，主要包括坐站间交替、坐位平衡、站立位平衡（共5~8天）；辅助患者进行步行锻炼、长期坐位锻炼，减少手臂所具有的张力。

研究指出，急性脑卒中患者因长期处在卧床的状态下，大脑各个运动神经功能受到损伤，所以会出现十分显著的下肢肌肉痉挛。而借用于良肢体摆放，可以使下肢维持屈曲，对异常性肌痉挛进行抑制，让其与拮抗肌间处在平衡的状态下，防止下肢肢体出现偏瘫、疼痛、足下垂等并发症。其主要包括了三大体位，将这类体位持续进行循环、交替后，能够对大脑带来更多的刺激，降低大脑对各个运动神经功能所带来的抑制，促进上肢、下肢部分功能得到极大的恢复。进行早期肢体功能被动锻炼，可以给中枢神经系统更多的本体感觉冲动性输入，提升血液循环，促进肢体所出现的痉挛、萎缩等均最大限度地获得好转；且这类锻炼还能够让大脑皮层运动区中所具有的神经传导得到极大的增强，使大脑能够更好地支配各项运动神经功能。进行早期肢体功能主动锻炼是患者各项日常生活活动得到恢复的前提，也是防止足下垂、步态逐步恢复至正常状态下的关键。

7.1.8　如何帮助脑卒中患者进行体位转移？

体位转移是指人体从一种姿势转移到另一种姿势的过程。其目的是使瘫痪患者能够独立地完成各项日常生活活动。一般分为独立转移、辅助转移和被动转移三大类。

独立转移：指患者独自完成、不需他人帮助的转移方法。

辅助转移：指由治疗师或护理人员协助的转移方法。

被动转移：即搬运，是指患者因瘫痪程度较重而不能对抗重力完成独立转移及辅助转移时，完全由外力将患者整个抬起从一个地方转移到另一个地方，可分为人工搬运和机械搬运。

在选择体位转移方法时，需要注意：① 患者能够独立转移时则尽量不要帮助，能提供少量帮助时则不要提供大量帮助，被动转移作为最后选择的转移方法。② 患者残疾较重或存在认知障碍时不要勉强训练其独立转移活动。③ 转移距离过远时难以依靠一个人的帮助完成，转移频繁、不便时使用升降机。

贯穿于脑卒中患者整个康复治疗过程中的体位转移技术，具体分为：床上转移活动、床上卧位动移、卧位到床边、由床边到卧位、坐位到立位之间、床与轮椅之间、轮椅与坐厕之间和进出浴盆8个方面。

那么，让我们来具体学习一下脑卒中患者的体位转移技术。

（1）床上转移活动

床上翻身分为向患侧和向健侧翻身两种。

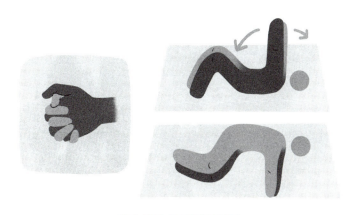

床上翻身（向患侧翻身）

1）向患侧翻身（从仰卧位到患侧卧位）：患者仰卧，双侧髋、膝屈曲，双上肢Bobath握手伸肘，肩上举约90°，健上肢带动患上肢先摆向健侧，再反方向摆向患侧，以借摆动的惯性翻向患侧。

2）向健侧翻身：患者仰卧，健足置于患足下方，双手握手上举后向左、右两侧摆动，利用躯干的旋转和上肢摆动的惯性向健侧翻身。

（2）床上卧位动移

患者仰卧，健足置于患足下方；健手将患手固定在胸前，利用健下肢将患下肢抬起向一侧移动；用健足和肩支起臀部，同时

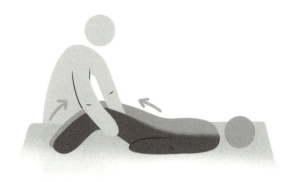

床上卧位动移

将臀部移向同侧；臀部侧方移动完毕后，再将肩、头向同方向移动。

（3）由卧位到床边坐位

1）独立从健侧坐起：① 患者健侧卧位，患腿跨过健腿。② 用健侧前臂支撑自己的体重，头、颈和躯干向上方侧屈。③ 用健腿将患腿移到床沿下。④ 改用健手支撑，使躯干直立。

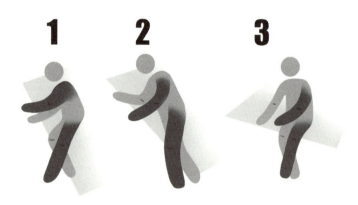

独立从健侧坐起

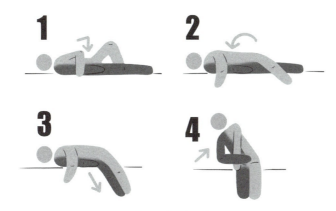

独立从患侧坐起

2）独立从患侧坐起：① 患者患侧卧位，用健手将患臂置于胸前，提供支撑点。② 头、颈和躯干向上方侧屈。③ 健腿跨过患腿，在健腿帮助下将双腿置于床沿下。④ 用健侧上肢横过胸前置于床面上支撑，侧屈起身、坐直。

3）照护人员辅助下坐起：① 患者侧卧位，两膝屈曲。② 家属先将患者双腿放于床边，然后一手托着位于下方的腋下或肩部，另一手按着患者位于上方的骨盆或两膝后方，命令患者向上侧屈头部。③ 家属抬起下方的肩部，以骨盆为枢纽转移成坐位。

（4）由床边坐位到卧位

1）独立从患侧躺下：① 患者坐于床边，患手放在大腿上。健手从前方横过身体，置于患侧髋部旁边的床面上。② 患者将健腿置于患腿下方，并将其上抬到床上。③ 当双腿放在床上后，患者逐渐将患侧身体放低，最后躺在床上。

2）独立从健侧躺下：患者坐于床边，患手放在大腿上，健腿置于患腿后方。躯干向健侧倾斜，健侧肘部支撑于床上，用健

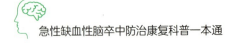

腿帮助患腿上抬到床上。当双腿放在床上后，患者逐渐将身体放低，最后躺在床上，并依靠健足和健肘支撑使臀部向后移动到床的中央。

3）家属辅助躺下：① 患者坐于床边，患手放在大腿上，患腿置于健腿上。家属站在其患侧（右侧），用左上肢托住患者的颈部和肩部。② 家属微屈双膝，将右手置于患者的腿下，当患者从患侧躺下时帮助其双腿抬到床上。③ 家属转到床的另一侧，将双侧前臂置于患者的腰及大腿下方。患者用健足和健手用力向下支撑床面，同时家属向床的中央拉患者的髋部。调整好姿势，取舒适的患侧卧位。

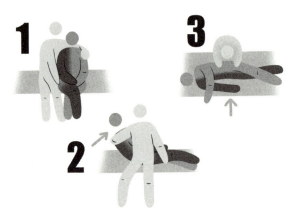

由床边坐位到卧位（家属辅助躺下）

（5）坐位与立位之间的转移

1）独立由坐位到立位：① 患者坐于床边，双足分开与肩同宽，两足跟落后于两膝，患足稍后，以利于负重及防止健侧代偿。② 双手握手，双臂前伸。③ 躯干前倾，使重心前移，患侧下肢充分负重。④ 臀部离开床面，双膝前移，双腿同时用力慢慢站起，立位时双腿同等负重。

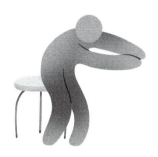

独立由坐位到立位

2）独立由立位到坐位：① 患者背靠床站立，双下肢平均负重，双手握手，双臂前伸。② 躯干前倾，同时保持脊柱伸直，两膝前移，屈膝、屈髋。③ 慢慢向后、向下移动臀部和髋部，坐于床上（从椅子或轮椅上站起和坐下的方法同上，但应注意以下几点：① 椅子应结实、牢固、椅面硬，具有一定的高度。高椅子比矮椅子易于站起，开始训练时，应选择高椅子。② 有扶手的椅子比较理想，有利于站起和坐下时的支撑。③ 轮椅应制动，脚踏板向两侧移开）。

3）家属辅助转移由坐位到立位：① 患者坐于床边或椅子上，躯干尽量挺直，两脚平放地上，患足稍偏后。② 患者握手伸肘，家属站在患者偏瘫侧，面向患者，指引患者躯干充分前倾，髋关节尽量屈曲，并注意引导患者体重向患腿移动。③ 家属进一步引导患者将重心向前移到足前掌部，一手放在患膝上，重心转移时帮助把患膝向前拉，另一手放在对侧臀部帮助抬起体重。④ 患者伸髋伸膝，抬臀离开床面后挺胸直立。⑤ 起立后患者双下肢应对称负重，家属可继续用膝顶住患膝以防"打软"。

4）辅助转移由立位到坐位：与上述顺序相反。

（6）床与轮椅之间的转移

1）独立由床到轮椅的转移：① 患者坐在床边，双足平放于地面上。轮椅置于患者健侧，与床呈45°，制动，卸下近床侧扶

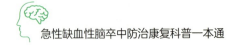

手，移开近床侧脚踏板。② 患者健手支撑于轮椅远侧扶手，患手支撑于床上，患足位于健足稍后方。③ 患者向前倾斜躯干，健手用力支撑，抬起臀部，以双足为支点旋转身体直至背靠轮椅。④ 确认双腿后侧贴近轮椅后正对轮椅坐下。

2）辅助下由床到轮椅的转移

方法1：① 同上①。② 家属面向患者站立，双膝微屈，腰背挺直，双足放在患足两边，用自己的膝部在前面抵住患膝，防止患膝倒向外侧。③ 家属一手从患者腋下穿过置于患者患侧肩胛上，并将患侧前臂放在自己的肩上，抓住肩胛骨的内缘，另一上肢托住患者健上肢，使其躯干向前倾。然后将患者的重心前移至其脚上，直至患者的臀部离开床面。④ 家属引导患者转身坐于轮椅上。

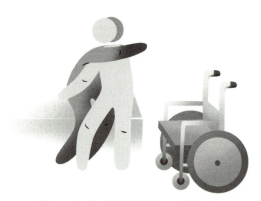

辅助下由床到轮椅的转移（方法1）

方法2：① 同上①。② 家属站在患者瘫痪侧，面向患者，用同侧手穿拇握法握住患手，另一手托住患侧肘部。③ 患者患足位于健足稍后方，健手支撑于轮椅远侧扶手，同时患手拉住家属的手站

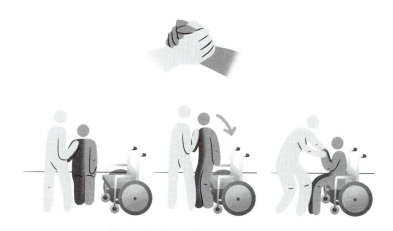

辅助下由床到轮椅的转移（方法2）

起。然后以双足为支点转动身体直至背靠轮椅。④ 家属向前倾斜身体，并半蹲，帮助患者臀部向后、向下移动慢慢坐于轮椅中。

（7）轮椅与坐厕之间的转移

1）独立由轮椅到坐厕的转移：① 患者驱动轮椅正面接近坐厕，

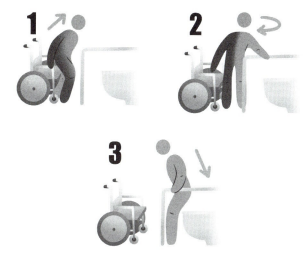

独立由轮椅到坐厕的转移

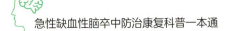

制动，移开脚踏板。双手支撑于轮椅扶手站起。② 先将健手移到对侧坐厕旁的对角线的扶栏上，然后健腿向前迈一步，健侧上下肢同时支撑，向后转身，背向坐厕。③ 将患手置于轮椅另一边扶手上，然后再移到坐厕旁的另一侧扶栏上。④ 脱下裤子，然后坐下。

2）辅助下由轮椅到坐厕的转移：① 患者坐于轮椅中，正面接近坐厕，制动，移开脚踏板。轮椅与坐厕之间留有一定空间，以利于治疗师活动。家属站在患者瘫痪侧，面向患者，同侧手穿拇握法握住患手，另一手托住患侧肘部。② 患者健手支撑于轮椅扶手，同时患手拉住家属的手站起。然后患者将健手移到坐厕旁的扶栏上。③ 家属和患者同时移动双足向后转身，直到患者双腿的后侧贴近坐厕。④ 脱下裤子，家属协助患者臀部向后、向下移动坐于坐厕上。

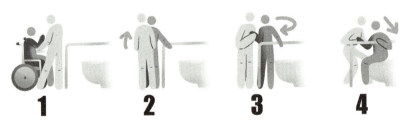

辅助下由轮椅到坐厕的转移

（8）进出浴盆

1）独立的由坐位进出浴盆：① 患者坐在靠近浴盆边并与之呈45°的轮椅上，健侧邻近浴盆。轮椅与浴盆之间留有一定空间，以便放置浴板。制动轮椅，卸下近浴盆侧扶手，移开脚踏板，双足平放于地面。浴盆中注满水，然后脱下衣裤。② 患者健手支撑

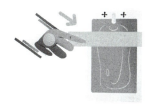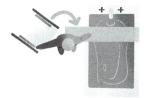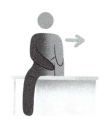

独立的由坐位进出浴盆

于浴板，患手支撑于轮椅扶手，同时用力撑起上身，以下肢为支点转动身体，直至双腿后侧碰到浴板，先将患手移动浴板一端，然后向下坐到浴板上。③ 患者将两腿先后跨进浴盆，然后移到浴盆中央上方坐好。④ 患者将身体放入浴盆中。

2）辅助下由坐位进出浴盆：① 同上①。② 家属站在患者瘫痪侧，面向患者，用同侧手穿拇握法握住患手，另一手托住患侧肘部。③ 患者健手支撑于浴板，同时患手拉住家属的手站起。患者以下肢为支点转动身体，直至双腿后侧碰到浴板，然后向下坐到浴板上。④ 患者自行将健腿跨进浴盆，家属帮助把患腿放入浴盆。然后移到浴盆中央上方坐好。

7.1.9 日常需要注意脑卒中患者哪些生理指标，如何监测？

急性缺血性脑卒中是一种常见并且严重的疾病，患者在康复过程中需要密切关注他们的健康状况。如果患者合并有高血压、糖尿病、慢性心力衰竭、肝功能不全、肾功能不全等慢性疾病，居家的日常监测是及早发现、及早干预的重要举措。

（1）遵守医生的建议：患者需要咨询专业医生，了解个人的康复计划和治疗方案。医生会给出特定的指导和建议，包括日常用药、饮食、锻炼等。

（2）控制血压：高血压是导致脑卒中的重要危险因素。患者需要按时服用降压药物，并定期检测血压，保持血压在目标范围内。

（3）管理血糖：糖尿病会增加血管病变和脑卒中的风险。患者需要管理血糖水平，按照医生的建议进行药物治疗、饮食控制和定期血糖监测。

（4）控制心衰症状：慢性心衰可能会加重脑卒中的影响。患者需要按照医嘱服用心血管药物，并遵循心衰管理方案，如限制盐分摄入、遵循液体控制等。

（5）调整饮食：患者应采用健康的饮食习惯，包括低盐、低脂和高纤维的饮食。他们也可以咨询营养师以得到个性化的饮食建议。

（6）管理肝功能不全和肾功能不全：脑卒中对肝脏和肾脏的影响取决于病情的严重程度。患者需要遵循医生的建议来管理这些慢性疾病，可能包括药物治疗、饮食调整和限制特定物质摄入。

（7）当患者合并多种慢性病强调个体化治疗、综合管理。最重要的是，患者需要与医生建立良好的沟通，密切关注自身的健康变化，并遵循医嘱进行康复锻炼、定期复诊和检查。

7.2 急性缺血性脑卒中患者的环境安全和卫生问题

7.2.1 在日常生活中应怎样保证脑卒中患者安全？

保证脑卒中患者的安全是非常重要的，以下是一些建议。

1）家庭环境安全：确保家中没有杂物或障碍物，尽量保持空间整洁，避免摔倒或碰撞。

2）家居安全设施：安装扶手、防滑垫和抓握杆等辅助设施，为患者提供额外支持和稳定性。

3）日常行动：协助患者进行日常活动，如起床、洗漱、穿衣等，确保他们的安全和舒适。

4）步行辅助：如果患者需要使用助行器或拐杖，确保这些辅助设备合适并正确使用，避免摔倒。

5）饮食管理：根据医生或营养师的建议，为患者提供均衡的饮食，避免高盐、高脂肪和高胆固醇的食物。

6）定期复诊：确保患者按时进行定期复诊，接受医生的监测和治疗，以控制风险因素和预防复发。

7）康复训练：根据康复师的指导，帮助患者进行康复训练，提高肌肉力量、平衡能力和日常功能。

8）安全用药：确保患者按时服用医生开具的药物，遵循正确的用药剂量和频率，避免药物交互作用和副作用。

9）定期体检：定期进行全面体检，包括血压、血糖、血脂等指标的监测，及时发现和处理潜在的健康问题。

10）紧急应对：了解脑卒中的紧急处理方法，如拨打急救电话，迅速就医，以便在发生紧急情况时能够及时应对。

最重要的是，与脑卒中患者建立良好的沟通和支持体系，理解他们的需求和限制，并提供适当的帮助和照顾。

7.2.2 如何为患者设置居家环境？

为脑卒中患者设置一个安全和舒适的居家环境可以从以下几

个方面考虑。

1）清理空间：确保家中没有杂物、电线、家具等障碍物，以便患者能够自由移动，避免摔倒或碰撞。

2）防滑措施：在地板上使用防滑垫或地毯，尤其是在潮湿的区域，如浴室和厨房，以减少滑倒的风险。

3）安装扶手和抓握杆：在需要的地方安装扶手和抓握杆，如浴室、卫生间、床边等，以提供额外的支持和稳定性。

4）提供辅助设备：根据患者的需要，提供助行器、拐杖、轮椅等辅助设备，帮助他们行动更加安全和方便。

5）调整家具布局：确保家具的布局合理，避免狭窄的通道和拥挤的空间，让患者能够自由行动，尽量减少碰撞的风险。

6）卫生设施改造：安装浴室扶手、坐便器升降装置等，以方便患者进行个人卫生活动，同时减少跌倒的风险。

7）安全用电：确保家中的电线、插座和电器设备都正常工作，没有漏电或其他安全隐患，避免火灾和电击的风险。

8）照明充足：确保家中的照明充足，特别是在走廊、楼梯和洗手间等容易产生阴影的地方，以减少患者的视觉障碍。

9）安全储存物品：将易燃、易爆和有毒的物品储存在安全的地方，避免患者误食或接触这些危险物品。

10）安全报警装置：安装烟雾报警器和紧急呼叫装置，以便在紧急情况下能够及时发出警报并得到帮助。

在设置居家环境时，最好咨询医生、康复师或专业人士的建议，根据患者的具体情况进行个性化的调整和改造。

7.2.3 如何应对并处理脑卒中患者的突发情况？

应对脑卒中患者突发情况需要迅速行动，以下是一些建议。

1）拨打急救电话：在出现脑卒中症状时，立即拨打急救电话寻求专业医疗救助。

2）观察症状：观察患者的症状，如面部下垂、言语困难、肢体无力、突然头痛等，以帮助医生做出准确的诊断。

3）记录时间：记录下症状开始的时间，这对医生来判断是否可以使用血栓溶解药物等治疗方法非常重要。

4）保持安静：确保患者处于安静、舒适的环境中，避免过度刺激和紧张情绪。

5）不要给予食物或水：在等待急救人员到达之前，不要给患者吃东西或喝水，以防止吞咽困难导致窒息。

6）保持通畅呼吸道：确保患者的呼吸道通畅，如果患者呼吸困难或停止呼吸，立即进行心肺复苏。

7）提供心理支持：保持冷静，给予患者情绪上的支持和安慰，让他们感到安全和放心。

8）遵循医生指示：在急救人员到达后，遵循医生的指示和建议，协助他们进行必要的治疗和转运。

9）向医生提供信息：在急救人员或医生询问时，提供尽可能详细的信息，如患者的病史、药物使用情况等，以便他们做出准确的诊断和治疗计划。

10）康复和护理：在急救和治疗之后，积极配合医生和康复师的指导，进行康复训练和护理，以促进患者的康复和功能恢复。

7.3 家庭医生签约服务

7.3.1 什么是长期护理保险？哪些患者可以申请？

长期护理保险是指以社会互助共济方式筹集资金，对经评估达到一定护理需求等级的长期失能人员，为其基本生活照料和与基本生活密切相关的医疗护理提供服务或资金保障的社会保险制度。

（1）长期护理保险适用的对象

第一类人员：参加本市职工基本医疗保险（简称"职工医保"）的人员；

第二类人员：参加本市城乡居民基本医疗保险（简称"居民医保"）的60周岁及以上的人员。

（2）长期护理保险主要的服务形式

1）居家上门照护：是指养老服务机构，以及护理站、门诊部、社区卫生服务中心等基层医疗卫生机构和护理院，为居家的参保人员，可以通过上门照护形式，提供基本生活照料和与基本生活密切相关的医疗护理服务。

2）社区日间照护：是指养老服务机构为社区日间照护场所内的参保人员，在规定时间段，提供基本生活照料和与基本生活密切相关的医疗护理服务。

3）养老机构照护：是指养老机构为入住其机构内的参保人员，提供基本生活照料和与基本生活密切相关的医疗护理服务。

（3）服务内容

长期护理保险的居家上门照护、社区日间照护和养老机构照护的服务内容及规范，由市民政局、市医保局、市卫生健康委另行制定。

（4）待遇享受条件

暂定为60周岁及以上、经评估失能程度达到评估等级二至六级且在评估有效期内的参保人员，可以享受长期护理保险待遇。第一类人员还需按照规定，已办理申领基本养老金手续。第一类人员和第二类人员的长期护理保险年度，分别按照职工医保年度或居民医保年度。

7.3.2 如何帮助有需要的患者申请长期护理保险？

（1）上海市长护险线下申请流程

申请地点：街镇社区事务受理服务中心。

申请材料：身份证、社保卡（医保卡）等。

1）需要申请长护险服务的上海市参保失能老人，可由家属前往街镇社区事务受理服务中心就近办理，书面申请老年照护统一需求评估，并同时提供身份证、社保卡（医保卡）等相关材料。

2）评估开展。定点评估机构在收到评估指令后，委派评估人员完成上门评估、录入评估记录、出具评估结论等评估工作，并将评估结论反馈至社区事务受理服务中心。

3）经过统一需求评估，符合条件的申请人向意向服务机构登记确认并享受服务。意向服务机构无法满足需求的，申请人可按照有关规定，另行选择服务机构或申请服务轮候。

（2）老年照护申请

60周岁及以上具有本市户籍的老年人，以及本市长期护理保

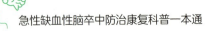

险参保人员，均可申请老年照护统一需求评估。老年人或家属可以到居住地、户籍地的社区事务受理中心、社区综合为老服务中心等实体受理窗口，受理老年人的需求评估申请，由街镇初审后转至区级管理平台。区级管理平台对老年人的申请进行资格审核（包括基本资料、经济状况、医保资质种类）后，委托第三方统一评估机构安排评估团队上门开展评估，形成评估报告和服务建议，反馈至区级管理平台，由区级管理平台安排告知申请人。

7.3.3　什么是家庭医生？家庭医生签约服务模式下能为脑卒中患者做什么？

　　家庭医生是世界各国医疗卫生服务体系的主体，在维护居民健康方面发挥重要作用。在上海，家庭医生负责签约居民的基本诊疗与公共卫生服务，承担居民健康守门人的职能。

　　家庭医生"1+1+1"签约就是医疗机构组合式签约，社区居民在选择社区卫生服务中心全科医生签约的基础上，再根据自己的就医习惯选择一家区级医疗机构、一家市级医疗机构签约，组合签约实现就诊、转诊、慢病管理、康复治疗等医疗资源的互联互通。

　　家庭医生签约服务是以全科医生为核心，以家庭医生服务团队为支撑，提供基本医疗和基本公共卫生服务。一般家庭医生团队由全科医生、社区护士、康复医师、康复治疗师、心理咨询师、健康管理师等多个专业医务人员组成。他们可以提供全面的医学、康复、心理支持和社会服务等综合性服务。家庭医生团队是有效实施社区脑卒中后康复治疗的重要力量之一。

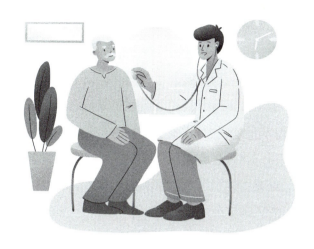

他们可以通过以下措施帮助到脑卒中患者的康复：

（1）慢病随访管理

慢病随访管理作为家庭医生签约服务工作的重要内容之一。缺血性脑卒中是脑卒中最为常见的类型，卒中的发生给家庭及社会造成沉重负担，控制缺血性脑卒中的发生及预防脑卒中复发刻不容缓，全程有效的二级预防对于降低缺血性脑卒中的复发率至关重要。缺血性脑卒中的高危因素分为可预防性因素及不可预防性因素。可预防性因素主要有高血压、高脂血症、糖尿病、睡眠呼吸暂停、高同型半胱氨酸血症，心脏疾病（心房颤动、瓣膜性心脏病、急性心肌梗死、卵圆孔未闭等）、颅内外动脉狭窄、吸烟、饮酒、超重或肥胖、体力活动不足、社会心理因素等；不可预防性因素主要有年龄、性别、种族和遗传。重点在于控制可预防性因素，减少脑卒中的发生及复发。

（2）康复评估治疗

家庭医生团队中的康复医师，可以通过Brunnstrom量表、徒手肌力评定、Bobath三级平衡评定、步态分析、日常生活能力评定、简易精神状态（MMSE）等评估量表和方法对脑卒中后功能障碍进行康复评定，对发现存在的问题，作出康复功能障碍诊断，制定出康复方案，开具康复治疗处方。例如，运动治疗、物理因子治疗、言语治疗、作业治疗、认知训练等，通过规范化综合康复治疗可以帮助患者逐渐恢复自理能力和功能，提高生活质量。同时，这些治疗对患者的心理也会产生积极的影响。

（3）心理社会支持

脑卒中患者在康复过程中容易产生一定程度上的情绪、心理等影响，且面临着许多社会和经济问题，如求职困难、社交压力、医疗保险等，让其感到无助和沮丧。家庭医生团队可以通过心理、社会资源的支持等干预措施帮助患者克服抑郁、抵触等不良情绪，增强他们的自我调节能力和康复信心。此外，家庭医生团队还可以为患者提供心理咨询等服务，帮助其缓解情绪压力。

在家庭医生签约服务模式下，通过对脑卒中后康复患者的"防-治-康-管"为一体的综合健康管理体系，可以有效提高患者的康复效果和生活质量，促进患者功能恢复或改善，协助患者恢复日常生活自理能力，早日回归家庭和社会。

7.4 社区康复

7.4.1 什么是社区康复？

社区康复是以社区为基础的康复。此社区广义指基层，具体指距残疾人最近的区域，使残疾人能得到有效、经济、方便、综合、连续的康复服务。

社区康复主要是利用本社区的资源，因地制宜地开展社区和家庭的康复，主要提供病、伤、残者恢复期及后期康复服务，开展残疾预防工作，同时也提供教育、社会、职业康复。

对患者而言，社区康复方便、快捷，而且价廉，并有利于他们回归家庭和社会，是普及康复服务的基础和主要形式。

对部分患者们来说，他们由于长期住院，基本上医院就相当于他们的半个"家"，但他们不能永远待在医院里，可医院的医疗资源有限，如果回家后缺乏持续的功能训练，身体功能减退怎么办？这就需要在医院与家之间搭建起一座"桥梁"——社区康复，使患者在出院的情况下也能得到良好的、有效率的康复训练，把康复服务深入到家庭。

通过有效的社区康复，不仅可以让出院后的患者的功能得到增强，还可以在一定程度上预防脑卒中等疾病的发生。

社区康复仅仅依靠患者或社区是组织不起来的，康复计划的制定和实施，要依靠三股力量，主要依靠社区的领导和组织、依靠社区的群众和团体，也要依靠有关的政府部门（包括卫生、教育、劳动的人事、民政和社会服务等部门），还要依靠残疾人本人和他们的家庭。

脑卒中患者的社区康复是指在脑卒中发生后，患者通过社区康复服务和支持，以恢复和提高日常生活功能、促进社会参与和提高生活质量为目标的康复过程。

脑卒中患者的社区康复包括以下内容：

1）评估和制定个性化康复计划：医疗专业人员会对患者进

行综合评估，了解患者的康复需求和目标，并制定个性化的康复计划。

2）物理康复：通过物理治疗、运动训练等手段，帮助患者恢复肌肉力量、平衡能力和日常活动能力。

3）言语和吞咽康复：对于患有失语或吞咽困难的患者，通过言语治疗和吞咽训练等方法，帮助患者恢复语言和吞咽功能。

4）职业康复：帮助患者重新适应工作环境和工作任务，提供职业培训和工作适应辅助设备等支持。

5）心理康复：通过心理咨询、心理支持和认知训练等手段，帮助患者调整心态，提高自信心和生活质量。

6）社交支持：通过社区康复服务组织康复群体活动、康复讲座等形式，促进患者之间的交流和互助，提供社交支持和康复资源。

脑卒中患者的社区康复是一个综合性的康复过程，需要医疗机构、康复专业人员、社区组织和家庭成员的共同努力，以提供全面的康复服务和支持，促进患者的康复和生活质量的提高。

7.4.2　脑卒中实行社区康复的必要性是什么？

脑卒中实行社区康复的必要性主要有以下几方面。

（1）脑卒中发病年轻化

随着现代生活方式的改变，人们的工作、生活压力不断增加，各种慢性疾病越来越呈现年轻化的态势，中青年人患脑卒中的也越来越多，特别是有些年轻人的不健康的生活方式，如抽烟、酗酒、熬夜、饮食过度等。通过在社区传播脑卒中的相关知识，提高中青年人的防范意识，降低发病率。

（2）通过社区康复干预提高生活质量

社区康复对象主要是处于稳定期和恢复期的脑卒中偏瘫患者，为促进患者或残疾者的身心进一步康复，由社区继续提供保健服务。根据相关研究发现，脑卒中后6个月内在社区实行系统康复，比6个月后的康复效果明显提高。及早接受社区康复治疗是脑卒中患者恢复的重要手段。

（3）患者对社区康复服务的需求

社区康复费用低，服务范围广，患者可以就近治疗，因此是城市脑卒中患者康复期的最佳选择。经过进行积极的康复治疗，约90%的患者能重新走路和生活自理，约30%的患者可恢复一些轻便的工作。研究表明，早期出院后在社区康复的患者，与在医院住院康复相比，在取得相同的康复效果下，费用远低于住院，而且社区康复患者的满意度更高。

脑卒中致残后严重影响患者的生活质量，给社会、家庭、个人带来沉重的负担。脑卒中患者回归社会和家庭、重建身心平衡、最大限度地恢复自我照顾是其最终的康复目的。康复治疗是脑卒中治疗中不可缺少的重要环节之一，脑卒中患者病情稳定出院后大部分的康复时间在社区和家庭，社区康复服务是满足脑卒中患者进行长期的、连续的康复训练的重要环节，脑卒中的社区康复也是满足广大患者基本康复需求的主要途径，使广大脑卒中患者得到有效的、长期的康复服务。

7.4.3　上海社区康复中心有哪些优势？

上海社区康复中心是依托社区卫生服务机构打造的居民"家

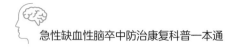
门口"康复服务平台，基于现代康复理念，依托先进康复设备，运用中西医适宜康复治疗技术，提供多种形式的综合型、全方位的康复服务。实现与综合性医院康复医学科、康复专科医疗机构紧密联动，承接上级医院转诊至社区康复的患者，并将社区康复服务逐步延伸至服务站点、养老机构、社区及居民家庭，实现"医院-社区-家庭"三站式一体化服务，促进患者功能恢复或改善，协助患者恢复日常生活自理能力、回归家庭和社会。

"十四五"期间，从示范性社区康复中心建设起步，基本实现全市社区卫生服务中心康复中心标准化建设全覆盖，全面提升社区康复服务能级。随着应用信息化技术的发展，社区康复服务融入居民电子健康档案，将社区康复服务与家庭医生签约服务、家庭病床、社区护理、社区医院建设等紧密结合。

不少社区创建基于社区团队的脑卒中恢复期家庭康复模式及流程，组成脑卒中家庭康复小组，以家庭作业疗法为核心技术提供康复医疗服务，为社区残障者及老年人提供连续、可及的康复医疗服务，体现"全程干预，无缝衔接"的社区优势。

脑卒中患者可至就近社区康复中心进行康复评估及康复治疗，享受近距离的康复服务。

第 8 章　急性缺血性脑卒中的心理问题

脑卒中危害极大，患者和家属在面对这种疾病时往往会出现各种心理问题，如焦虑、抑郁、恐惧、无助、自卑、睡眠障碍、社交障碍等。对于心理问题，有一些专业的量表可以评估，需要在专业人员指导下进行。针对这些心理问题，患者和家属需要寻求专业心理辅导、参与康复小组、运动锻炼、加强社会支持等方式重获康复的信心。

8.1　急性缺血性脑卒中患者心理问题

8.1.1　患者和家属通常会出现哪些心理问题？

急性缺血性脑卒中是指脑血管发生阻塞，导致脑血液供应不足进而造成脑部功能障碍的一种疾病。患者和家属在面对这种疾病时往往会出现各种心理问题，下面将探讨一些常见的问题。

1）患者的恐惧和焦虑：急性缺血性脑卒中通常突然发作，导致患者突然失去部分脑功能，如言语、行动能力等。这种突如其来的病情变化会让患者感到极度的恐惧和焦虑，他们可能会担心自己将变得完全失能，失去独立生活的能力，也担心可能发生的复发。

2）家属的无助和担心：对于患者的家属来说，急性缺血性脑卒中的发生让他们感到无助和担心。病情的突然变化让家属无法预料和控制，他们可能会因为患者的失能而担心自己无法照顾好患者，也会担心患者的康复和未来生活质量。

3）自卑和自责：患者可能会因为突发性脑卒中而自卑和自责。他们可能会责怪自己没有注意自己的生活习惯、食品选择等因素，导致脑血管出现问题，也会因为自己不能独立生活而感到自卑。

4）焦虑和抑郁：除了患者和家属会出现焦虑之外，患者往往也会伴随抑郁。失去部分脑功能让患者感到不能正常生活，这种改变可能会导致患者情绪低落，缺乏动力和希望。

5）不安和睡眠问题：患者和家属通常会因为急性缺血性脑卒中而感到不安。他们可能会担心病情的变化，担心未来的康复进程。这种不安往往会导致睡眠问题，如失眠和多梦。

6）社交障碍和孤独感：急性缺血性脑卒中往往会对患者的社交能力产生影响，如言语能力受损或行动不便。这种障碍可能会让患者感到孤独和难以适应社交生活。

针对这些心理问题，患者和家属可以通过以下方式来缓解：

1）寻求专业心理辅导：专业的心理咨询师或心理医生可以提供针对性的心理支持和辅导，帮助患者和家属理解和应对心理问题。

2）参加康复训练和康复团体活动：参加康复训练有助于患者重获生活能力，增加自信心。同时，加入康复团体活动也能提供互助和支持。

3）建立积极的生活态度：鼓励患者和家属通过积极的生活态度来面对困难，更好地应对和适应病情变化。

4）加强社会支持：患者和家属可以向亲朋好友、社区组织等寻求支持和帮助，减轻心理负担，增加社交联系。

综上所述，急性缺血性脑卒中对患者和家属的心理影响是广泛的，包括恐惧、焦虑、无助、担心、自卑、自责、抑郁、不安、睡眠问题、社交障碍和孤独感等。通过寻求专业心理辅导、参加康复训练和团体活动、建立积极的生活态度及加强社会支持等方法，患者和家属可以积极应对这些心理问题，增强心理韧性，促进康复。

8.1.2　如何进行心理评估？评估量表有哪些？

急性缺血性脑卒中是由于血液供应不足导致脑部组织受损的一种状况。急性缺血性脑卒中可以导致许多不同的身体和心理问题，包括言语和运动障碍、疼痛、抑郁和焦虑等。因此，心理评估在脑卒中康复中起着关键作用。

心理评估可以帮助医生和其他医疗专业人员理解脑卒中患者的心理状况，以及他们可能面临的挑战，可以帮助制定个性化的康复计划，以最有效地帮助患者。

心理评估通常涵盖以下几个领域：

1）情绪和心理状况：包括抑郁症、焦虑症和其他心理疾病的筛查。

2）认知能力：包括记忆、注意力、执行功能等。

3）社会和行为调整：如患者的应对策略，社会支持网络等。

进行心理评估通常包括以下步骤：

1）收集信息：与患者进行面谈，了解患者的个人和家庭背景，以及目前的心理状态和症状。还可以收集其他相关的信息，如家人或亲朋好友的观察和反馈。

2）使用标准化测量工具：使用心理评估工具，如问卷调查、心理测试等，对患者进行量化评估。这些工具可以用于评估情绪和心理状况、认知能力，以及社会和行为调整等方面。

3）进行面谈和观察：与患者进行详细的面谈，探讨他们的情绪、思维、行为和社交功能等方面的问题。观察患者在日常生活中的表现，进一步了解他们的行为和情绪状态。

4）综合评估结果：根据收集的信息和评估结果，进行综合分析和判断。评估者需要结合患者的症状、个人经历和背景知识，综合考虑各个领域的评估结果，得出综合评估的结论。

5）提供反馈和制定治疗计划：在评估结果明确后，评估者将给予患者详细的反馈和建议，解释评估结果并讨论可能的治疗计划。评估者可能会建议患者寻求进一步的心理治疗或药物治疗等。

需要注意的是，心理评估通常由经过专业培训的心理学专业人员进行，如临床心理学家或精神科医生。他们会根据具体情况使用不同的评估工具和方法，以个体化的方式进行心理评估。

以下是脑卒中患者心理评估常用的量表：

1）美国国立卫生研究院脑卒中量表（NIHSS）：这是一种评估脑卒中严重程度的工具，虽然它主要关注的是身体症状，但也包括对意识、注意力和视觉空间能力的评估。

2）贝克抑郁量表（BDI）：这是一种常用的心理评估工具，用于评估抑郁症的严重程度。

3）匹兹堡睡眠质量指数（PSQI）：这是一种评估睡眠质量和障碍的工具，因为睡眠问题在脑卒中患者中很常见。

4）蒙特利尔认知评估（MoCA）：用于针对轻度认知障碍进行快速筛查的评估工具，评定的认知领域包括注意与集中、执行功能、记忆、语言、视结构技能、抽象思维，以及计算和定向力。

8.2 急性缺血性脑卒中患者心理康复

8.2.1 抑郁情绪如何调适？

急性缺血性脑卒中是一种在短时间内脑血流中断引起的病症，其会导致脑组织缺氧和缺血损害。在恢复期，患者往往会经历抑郁情绪，这对康复过程和生活质量的恢复产生不良影响。因此，调节患者的抑郁情绪对于有效促进康复是至关重要的。

第一，为了促进康复，患者应该积极参与专门的康复治疗，与医护人员交流并相互合作，以了解自己的康复进展和问题。这种交流不仅有助于重建患者的信心，也能帮助他们更好地理解康复过程并学习正确的康复技巧。同时，医护人员的鼓励和指导也能有效减轻患者的抑郁情绪。

第二，家庭的支持对于患者的情绪调适至关重要。家属应该给予患者理解、关心和鼓励，帮助他们逐渐恢复自信和积极的心态。鼓励患者尝试新的康复活动，提醒他们每一次的进步，并一

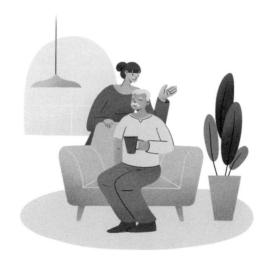

起制定合理的康复目标，逐步实现康复。

第三，肢体运动对于改善抑郁情绪有着显著的积极影响。研究表明，运动可以刺激大脑分泌多巴胺等物质，提高人体内的快乐激素水平，从而改善情绪状态。患者可以适度进行一些运动，如散步、游泳或简单的康复运动，根据自身身体状况合理安排运动强度和频率。

第四，心理放松和调节也是非常重要的。患者可以学习减压技巧，如深呼吸、冥想和放松训练来缓解抑郁情绪。这些技巧有助于患者调整情绪状态，减轻焦虑和压力，提升自我感觉。

第五，保持社交活动也是改善抑郁情绪的重要途径。患者可以参加社区康复活动、做义工或与朋友和家人保持交流，扩大自己的社交圈子。通过与他人的交流互动，患者可以感受到他人的关爱和支持，减轻自身的抑郁情绪。

第六，如果需要，患者可以寻求专业心理咨询师的帮助。专业的心理咨询师可以帮助患者识别和应对负面情绪，解决心理困扰，并提供专业的指导和支持。

总之，急性缺血性脑卒中患者在康复过程中常常面临抑郁情绪。然而，通过积极参与康复治疗、家庭的支持、肢体运动、心理放松和调节、社交活动及专业心理咨询等多种方式，患者可以逐渐缓解抑郁情绪，促进康复过程。

8.2.2 焦虑情绪如何调适？

焦虑情绪是一种常见的心理状态，而在急性缺血性脑卒中患者中，焦虑情绪的出现可能更为突出。当患者遭受脑卒中时，大脑的血液供应中断，这会导致大脑组织受损。这种疾病不仅会给患者的身体健康带来挑战，而且还会对心理健康造成负面影响。焦虑情绪的调适在康复过程中非常重要。

焦虑情绪的表现可能因人而异，但一般情况下，患者会出现内心不安、情绪烦躁、恐慌和紧张等症状。部分患者还可能会陷入恐惧症状，害怕再次发病或病情恶化。焦虑情绪的存在还可能导致睡眠障碍、食欲减退、注意力不集中等身心方面的问题。

焦虑情绪的发生原因复杂多样。首先，疾病后遗症的不确定性是焦虑情绪的一个重要因素。对于急性缺血性脑卒中患者来说，他们常常无法确定自己康复的进程及未来的预后，这给他们带来了许多不安和焦虑。其次，生活方式的改变也可能触发焦虑情绪。脑卒中常常导致患者日常生活受到极大影响，如行动不便、失去独立能力等，这些改变会进一步促使焦虑情绪的出现。此外，身体症状和功能障碍也可能成为焦虑情绪的触发因素，如言语困难、肢体活动受限等都会加重患者的焦虑。社会支持的缺乏也是引发焦虑情绪的重要原因之一，缺乏家人、朋友和社会的支持会增加患者焦虑情绪的发生概率。

如何调适焦虑情绪？这是一个关键的问题。以下是一些有效的方法：

第一，接受心理咨询是缓解焦虑情绪的重要途径。与专业心理咨询师进行交流，向他们倾诉内心的不安和担忧，能够帮助患者理解和应对焦虑情绪。

第二，学习放松技巧也是缓解焦虑情绪的有效方法。深呼吸、渐进性肌肉松弛等放松技巧有助于缓解紧张情绪，调整患者的心理状态。

第三，寻找支持系统也是重要的调适因素。建立良好的社交关系，寻求家人、朋友和其他脑卒中患者的支持和理解，分享经验和情感，能够帮助患者更好地应对焦虑情绪。

第四，患者应积极参与康复训练。主动参与康复训练和活动，提升自己的自信心和自主能力，有助于缓解焦虑情绪。

第五，建立积极的生活态度也是非常重要的。保持乐观和积极的生活态度，关注自己的进步和成就，培养自己适应疾病的能力，对于调适焦虑情绪起到积极的促进作用。

第六，患者务必及时寻求医生的指导和帮助。与医生保持良好的沟通，了解疾病的治疗情况和康复进程，可以更好地应对焦虑情绪。

总而言之，急性缺血性脑卒中患者常常面临焦虑情绪的困扰，这会对康复进程和病情稳定产生负面影响。通过接受心理咨询、学习放松技巧、建立支持系统、参与康复训练、培养积极的生活态度以及寻求医疗帮助，患者可以有效地调适焦虑情绪，促进康复。

8.2.3 如何建立康复的信心?

急性缺血性脑卒中是一种常见的脑血管疾病，该病症会对患者的生活带来严重限制，且患者往往需要持续的康复治疗。以下内容为急性缺血性脑卒中患者提供一些建立康复信心的方法，希望他们能积极面对疾病，增强自信，并获得更好的康复效果。

（1）了解病情

了解病情是树立康复信心的第一步。患者及其家属应该主动向医生了解自己的病情和康复的可能性。医生会对治疗过程进行解释，并告知可能出现的恢复时间和效果。这种了解能够帮助患者和家属做好心理准备，并对康复治疗充满信心。

（2）寻求专业康复治疗

急性缺血性脑卒中患者需要长期的康复治疗才能恢复功能。因此，选择合适的康复机构进行治疗是非常重要的。专业的康复治疗团队能够根据患者的具体情况制定个性化的康复方案，通过物理治疗、言语治疗等手段来促进康复。患者应该积极与康复师合作，并遵守康复方案，相信自己通过努力能够恢复功能，从而树立康复信心。

（3）保持积极心态

急性缺血性脑卒中患者在康复过程中可能会遭遇各种困难和挫折，正面积极的心态是树立康复信心的关键。患者及其家属应

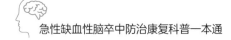

该与他人分享自己的经历，互相支持和鼓励。同时，在康复过程中，患者可以通过积极参与其他活动来转移注意力，如阅读、绘画、旅行等。这些积极的活动有助于缓解疲劳和焦虑情绪，增强康复信心。

（4）合理饮食和锻炼

合理的饮食和锻炼也是建立康复信心的重要因素。患者应保持均衡的饮食，摄取足够的营养，如高纤维、低脂肪的食物。此外，适量的锻炼对于恢复体能和心肺功能非常重要。患者可以根据自身情况选择散步、游泳、瑜伽等低强度的锻炼方式。逐渐增加运动强度，有助于患者在康复过程中逐渐恢复身体功能，增强信心。

（5）家属的支持与理解

急性缺血性脑卒中的患者在康复过程中需要得到家属的支持与理解。家属可以陪伴患者一同进行康复治疗，鼓励患者坚持治疗和日常锻炼。重要的是，家属要相信患者的康复能力，并给予心理上的支持和鼓励。适当的沟通与理解能够帮助患者建立积极的心态和康复信心。

（6）参加康复支持团体

参加康复支持团体是建立康复信心的另一种方式。这些团体由康复者组成，他们可以分享自己的康复经历和技巧。患者通过倾听他人的成功历程，可以从中获得支持和鼓舞，与他们共同面对困难，并相信自己也能够成功康复。

（7）不放弃治疗

急性缺血性脑卒中患者要始终坚持康复治疗，并相信自己能够恢复。治疗过程中可能会遇到困难和挫折，但只有不放弃，才能最终取得康复的胜利。患者要时刻保持积极的信念，相信自己的能力和坚持会有所回报。

急性缺血性脑卒中患者的康复是一个长期而艰辛的过程，但只要树立正确的康复信心，相信自己的能力和医生的治疗，就能够战胜疾病，重返健康的轨道。

第 ⑨ 章　急性缺血性脑卒中患者的中医治疗

　　祖国医学对脑卒中的认知和治疗，积累了丰富的临床经验，在脑卒中的治疗中，中医也可起到良好疗效。根据不同的证型，脑卒中患者可进行中药治疗，服用期间需要注意忌口。脑卒中患者也可以选用针刺、艾灸、中医定向透药治疗、穴位敷贴、耳穴压豆、穴位按摩、中药熏洗等中医适宜技术进行辅助治疗。

9.1　中药治疗

9.1.1　急性缺血性脑卒中患者可以服用中药吗?

　　缺血性脑卒中目前西医的治疗方式主要是改善脑部血液循环和脑神经保护，溶栓治疗或血管内介入治疗，但由于有效治疗时间窗的限制及操作难度，实际临床实施中有一定困难。祖国医学在脑卒中的认知和治疗方面积累了丰富的临床经验。大量的临床及实验研究均表明中医或中西医结合在治疗缺血性脑卒中方面，都以其确切的临床疗效和较低的毒副作用，为中医药的规范化治疗提供参考。

　　中医认为，急性缺血性脑卒中应属"中风病""半身不遂""偏风"等范畴。随着中医对急性缺血性脑卒中深入认识，

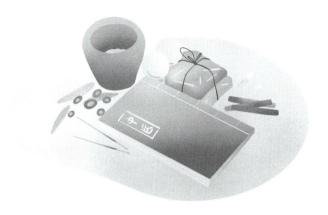

对其病因的认识也不断发生改变。《黄帝内经》认为，急性缺血性脑卒中应被称为"大厥""偏枯"等，其病因主要是气血逆乱；《灵枢·刺节真邪》提出，急性缺血性脑卒中发病主要是由外部风邪入侵机体所导致的，而其内在原因是身体虚弱。元代《医经溯洄集》提出，急性缺血性脑卒中主要是外风邪致病的同时，脏腑阴阳之气出现失调，进而使得内风妄动所引发的一种疾病。

那么急性缺血性脑卒中患者可以服用中药吗？答案是肯定的。

中医学认为，急性缺血性脑卒中主要是由先天禀赋不足、情志不调、作息不合理等因素导致机体肝肾亏虚，功能失调，气血阻滞，痰瘀形成，从而互结痹阻脑脉的一种病证。并根据急性缺血性脑卒中的病因将其分为风痰阻络证、痰瘀阻络证、阴虚风动证、气虚血瘀证等几个证型，同时还主张对患者的证型予以相应的中医辨证治疗。

（1）风痰阻络证

在唐宋以前，医家多以"外风"立论，认为脑卒中是由于

"正气不足，风邪入中"而发病，因此治疗上多采用祛风药治疗。临床治疗脑卒中病最具代表的药材有防风、独活、羌活、当归、白芍、川芎、白术、茯苓、生地黄、黄芩、熟地黄等，根据患者的临床症状，可适当使用中药加减方。

（2）痰瘀阻络证

清代王清任力倡活血化瘀涤痰法，认为痰、瘀是缺血性脑卒中的基本病机。此法已成为治疗缺血性脑卒中的基本大法。临床上以祛痰消瘀、通经活络为主要原则。药方中均含有半夏和胆南星两种药材，半夏活血行气、祛风止痛，胆南星宽胸散结、消痰解痉，可使瘀血散，痰浊化，故脉络通则诸症除。

（3）阴虚风动证

明清时期，脑卒中的病因以"内风"立论，认为脑卒中主要是由于肝阳化风、气血并逆、直冲犯脑所致，因此治疗提倡熄风法。朱江等通过健脾熄风活络汤联合常规西医治疗急性缺血性脑卒中复发患者，对照组患者采用常规西医治疗，观察组患者联合健脾熄风活络汤治疗。健脾熄风活络汤中的天竺黄、党参、天麻、水蛭、三七粉、党参等，共奏健脾熄风、气血调和之功效，有助于恢复患者的脑神经功能，改善临床症状。

（4）气虚血瘀证

气虚血瘀是缺血性脑卒中的主要病机。清代王清任强调气虚血瘀是缺血性脑卒中的发病之源。他认为气虚是缺血性脑卒中的之本，因此益气化瘀为治疗之根本，并创立了益气活血法。常用补阳还五汤进行治疗。

使用中药治疗请咨询中医师进行辨证论治拟方。

9.1.2　急性缺血性脑卒中患者中药治疗期间的注意事项?

中药在我国广泛用于治疗急性缺血性脑卒中。服用中药期间有以下注意事项。

（1）少吃油腻食物

在服用中药期间，尽量减少油炸、油腻食物的摄入，这些高脂肪、高热量的食物很容易影响胃口，同时这些食物比较难以消化，代谢起来也比较慢，会加重消化系统的负担，进而影响到患者的胃口，不利于疾病的恢复。

（2）忌口辛辣刺激的食物

辛辣的食物虽然比较开胃也比较好吃，但是长期吃对人体也是有一定的损害，尤其是在服用中药期间，更应该忌口辛辣的食物，因为这些食物的刺激会影响到中药的效果，大大降低药效，影响治疗疾病的进程。因此，在服用中药期间应该以清淡的食物为主。

（3）注意药量

中药的药性虽然普遍比较温和，副作用也比较小，但是在服用期间，药量的把控还是很严格的。中药在熬制成汤剂之后，具体服用的方法及药量，要在医生的指导下进行，只有按正确药量服用，才可以促进疾病更好的恢复。

（4）注意水温

中药中，大部分药品是需要煎煮成汤剂的，在服用汤剂的时候一定要控制好水温，只有温度适宜，中药才能够发挥更好的药效。很多人经常有一个习惯，就是在中药汤剂晾凉以后才会服用，这样不仅仅会降低药效，还会对胃肠道产生影响。

（5）少吃影响药效的食物

在服用中药期间，对一些食物要忌口。因为有一些食物是有解药的功效，平时服药的时候这些食物一定不要再吃。常见的有白萝卜、绿豆等，这些都会在不同程度上降低药物的功效，从影响到疾病的治疗。

中药虽然对于人体的副作用比较小，但是在服务期间还是有很多讲究的，在药量及服用时间上都要严格把控。同时，在饮食及生活习惯上也要加以注意，这样才能够更好地发挥药效。

9.2　中医适宜技术

9.2.1　急性缺血性脑卒中患者可以采用哪些中医适宜技术？

急性缺血性脑卒中一般预后不良，具有发病率高、病死率高、致残率高的特点，给社会和家庭带来沉重负担。运用中医适宜技术具有"简、便、廉、验、效"的特点，可以缓解症状，治疗并预防并发症的发生发展。

中医适宜技术包括针刺、艾灸、中医定向透药治疗、穴位敷贴、耳穴压豆、穴位按摩、中药熏洗等治疗，其中针灸、艾灸、穴位敷贴、耳穴压豆、穴位按摩根据症状辨证取穴治疗，中医定向透药治疗可针对脑卒中后引起的躯体、四肢疼痛及活动障碍选择合适部位。

（1）针刺治疗

针对脑卒中患者，辨证选取穴位，使用针刺治疗，包括：体针、头皮针、温针、电针、耳针、眼针等。针刺治疗中选取曲池、手三里、外关、合谷等为主要穴位，下肢以环跳、阳陵泉、足三里为主要穴位。肝阳明显患者加入合谷穴、太冲；风痰阻络患者加入丰隆、足三里；气虚血瘀患者加入血海；语言不清患者加入廉泉等穴位。

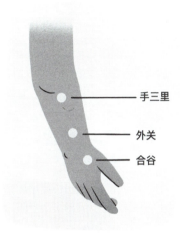

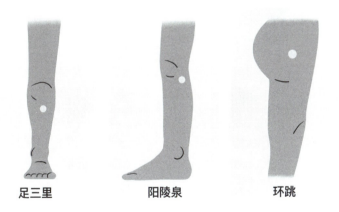

足三里　　　　　阳陵泉　　　　　环跳

（2）中医定向透药疗法

中医定向透药是借助中频脉冲电流的作用，将活血化瘀、通络止痛的中药药物通过电流刺激传送至人体深部受损的组织，实现定向药物治疗疾病的特点。它能改善脑卒中后肢体疼痛，同时该疗法无创且兼有仿生按摩技术，患者接受度较好。研究表明中医定向透药疗法联合针刺的综合疗法在帮助中风偏瘫后存在肩手综合征等后遗症的患者在缓解疼痛、改善肢体功能活动等方面疗效显著。

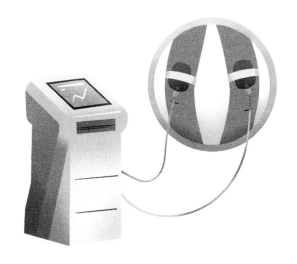

（3）穴位敷贴

穴位贴敷是极具中医特色的传统疗法，将药物、穴位、经络三者很好的融为一体，通过中药本身的药效、对穴位的刺激及经络的传导三个方面的综合作用，使药效循经直达病所及全身，从而充分发挥治疗相关疾病的作用，其综合疗效具有叠加放大的效果。临床上根据辨证可选择不同的药物及相关特定腧穴进行配伍，极大地拓宽了治疗领域。研究表明穴位贴敷足三里、合谷结合艾灸对脑卒中后偏瘫疗效明显。

（4）耳穴压豆

耳穴压豆是通过辨证选取耳部穴位，用王不留行子按压刺激耳部腧穴，通过循经感传局部所产生的酸、麻、胀感以治疗疾病的一种方法。有研究表明，耳穴压豆不仅有效改善脑部供血供氧情况，而且在减轻脑部神经损伤，促进脑神经功能恢复方面也具有突出优势。

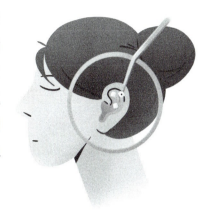

（5）艾灸治疗

缺血性脑卒中的应用艾灸是将由艾叶或艾绒制成的特定材料点燃后刺激机体局部特定穴位或经脉走行方向，通过燃烧时所产生的热能等物理刺激及艾叶的药物渗透作用以激发机体局部经络气血运行，从而达到活血化瘀、温经散寒的治疗目的。《医学入门》云："凡药之不及，针之不到，必须灸之……"即灸法与针药相互补充，相辅相成。灸法可用于

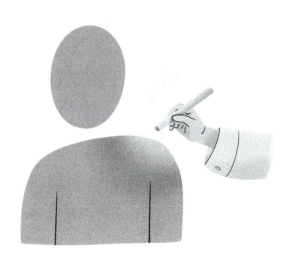

治疗针刺及药物所不能显效的疾病。有研究证明，在取穴相同的条件下，温针灸（针灸与艾灸相结合的中医治疗方式）对于吞咽功能的恢复疗效较普通针刺明显提高。

（6）穴位按摩

穴位按摩以患者的患侧阳明经穴为主。主穴包含太阳、头维、风池、肩井、肩髃、臂臑、曲池、手三里、外关、合谷等。根据辨证加减穴位，风痰阻络患者添加丰隆，气虚血瘀患者添加气海与血海，风痰上亢患者添加太冲与太溪，阴虚风动患者添加太溪与复溜。操作方式为每个穴位按揉1分钟，应用华佗夹脊穴、背俞穴（拍法），并在患者的患侧肢体采取按、拿、搓、抖、摇、拍等方式进行按摩，按摩时间40分钟。

（7）中药熏蒸

中药熏蒸对于风痰上扰患者采取半夏白术天麻汤加减治疗；对于气虚血瘀患者采取补阳还五汤加减进行治疗；对于风痰上亢患者采取天麻钩藤饮加减进行治疗。熏蒸部位主要是以四肢中患肢为主，对于存在多肢体不适患者可以添加其他肢体部位。上述配方当中的每种药物均使用10 g，并用纱布包裹放入到中药熏蒸机当中，舱内温度控制在45～50℃，治疗时间30分钟，熏蒸每天1次。

9.2.2　急性缺血性脑卒中患者的针灸治疗是什么？

脑卒中患者的针灸治疗是一种传统中医疗法，通过在特定的穴位上插入细针来刺激和调节身体的生理功能，以达到治疗和康复的目的。以下是一些关于脑卒中患者针灸治疗的常见情况。

康复期治疗：针灸可以用于脑卒中患者的康复期治疗，帮助改善肢体功能障碍、言语障碍、认知障碍等症状。针灸的刺激可以促进血液循环、神经再生和组织修复，提高肌肉力量和神经功能。

语言康复：针灸可以结合语言康复训练，帮助改善脑卒中患者的言语障碍。通过在相关的穴位上进行针刺刺激，可以促进大脑的语言中枢功能恢复和神经通路的重建。

心理疏导：脑卒中患者常常伴随着情绪和心理问题，如抑郁、焦虑等。针灸可以通过刺激特定的穴位，调节神经系统和内分泌系统，帮助患者缓解情绪压力，改善心理状态。

预防复发：针灸可以用于脑卒中患者的长期管理和预防复发。通过定期进行针灸治疗，可以调节血压、血脂、血糖等生理指标，降低脑卒中的复发风险。

需要注意的是，脑卒中患者的针灸治疗应该由专业的中医医师进行，并结合患者的具体情况进行个性化的治疗方案。此外，针灸治疗应该与传统医学治疗和康复训练相结合，以达到最佳的治疗效果。在接受针灸治疗之前，最好咨询医生的建议和指导。

9.2.3 急性缺血性脑卒中患者的针灸治疗有什么注意事项？

1）不能在过饥、过饱、过劳或醉酒的状态下进行针灸。避免处于一个饥饿的状态。注意饮食，不能空腹或过饱，最好在治疗前1个小时左右进食，以免出现恶心、头晕等不适症状。避免剧烈的活动。剧烈活动后最好要休息一段时间，心平气和时再做针灸治疗。

2）除非是治疗月经疾病，女性月经期间不宜针灸。

3）针灸不是越多次效果就越好。治疗时，应根据不同的疾病性质来选择合适的针灸疗程，使针灸作用最大化。

4）针灸就诊时，尽量穿宽松衣服、低领衣服，如运动装等。紧身裤、牛仔装、连衣裙、打底裤等不适合。

5）针灸前要保持轻松的心情，避免情绪过度紧张。针灸需要患者的身体处于放松状态，因此患者在治疗前需要保持情绪稳定，远离情绪波动较大的事物，如电视、手机等，避免影响身心放松而干扰治疗效果。

6）建议在针灸前去一次卫生间，避免针灸后留针（指进针后将针置于穴位内不动，以加强针感和针刺的持续作用，一般停留一二十分钟）出现不适，或针灸腹部时对膀胱产生刺激。

7）针灸后不能受凉。为了确保针灸后有良好的效果，患者在针灸之后不能受凉，针灸后的第一天不能碰冷水，避免身体被寒湿邪气入侵。针灸之后还要注意避风，特别是不能吹空调冷风。

8）注意饮食。在针灸之后，需要增加营养，避免吃辛辣刺激性食品及牛羊肉等。注意休息，患处不能用凉水洗，应用温水，在洗后及时用毛巾擦干。

9）针灸后的副作用：在针灸之后，患者的局部可出现酸、麻、胀、痛等感觉，这是正常的调理反应，一些体质较弱、经络不通的患者感觉更加明显。这些不适症状一般可持续3～7天，一些患者也可能出现轻度的红肿、青紫或结节，1周左右可自行缓解。

10）注意血压。针灸治疗脑卒中在早期介入时，一定要密切观察血压的变化。对于恢复期及后遗症期，针刺之补泻要结合患者的体质因人而异。

11）舌针。脑卒中患者在予舌针治疗时要嘱患者不得言语、咳嗽，以防针刺穿透出血，个别有舌痛者，可待痛减后再予治疗。

12）对于神志不清者或烦躁不安者，一定要有其家属配合，方可针刺。

13）部分脑卒中患者患侧肢体特别是下肢有不自主的突然屈曲内收动作，在针刺治疗过程中，一定要将其膝关节压紧制动，以防出现弯针、断针现象。

参考文献

董强.2021国家医疗服务与质量安全报告神经内科专业上海分册［M］.上海：上海科学技术出版社，2022.

国家卫生健康委.中国脑卒中防治指导规范（2021年版）［S］.国卫办医函〔2021〕468号.

国家卫生健康委.脑卒中人群筛查及综合干预技术方案［S］.国卫办疾控函〔2019〕577号.

哈玲梅，杨丽荣，张赛，等.疏血通注射液联合阿替普酶治疗急性缺血性脑卒中的效果及对血液流变学的影响［J］.中国医药，2020，15（3）：378-382.

胡军.作业治疗学［M］.北京：人民卫生出版社，2012.

黄雷，葛金文，周德生.中医外治法治疗急性期缺血性脑卒中（瘀血阻络型）的临床分析［J］.中国中医药现代远程教育，2020，18（7）：45-47.

金荣疆，张宏.物理治疗学［M］.北京：人民卫生出版社，2012.

全国卫生专业技术资格考试用书编写专家委员会.2023全国卫生专业技术资格考试指导.康复医学与治疗技术［M］.北京：人民卫生出版社，2022.

宋震.半夏白术天麻汤加减联合针灸治疗急性缺血性脑卒中的疗效分析［J］.中国社区医师，2021，37（7）：93-94.

万萍.言语治疗学［M］.北京：人民卫生出版社，2012.

王焕焕，杨延庆.疏血通注射液对神经危重症缺血性脑卒中患者肢体深静脉血栓形成的预防作用［J］.血栓与止血学，2021，27（4）：571-573.

王陇德.健康管理师.基础知识［M］.北京：人民卫生出版社，2019.

肖成业，余丹，杨国帅，等.丹红注射液治疗急性缺血性脑卒中的临床研究及对血清炎性因子的影响［J］.辽宁中医杂志，2017，44（11）：2330-2331.

徐家兵，姜爱钟，马静，等.注射用丹参多酚酸盐联合丙戊酸钠治疗脑卒中后癫痫患者的疗效分析［J］.现代生物医学进展，2019，19（24）：4723-4726.

杨晶.通络熄风汤加减联合瓜蒌皮注射液对急性缺血性脑卒中患者神经功能及血清H-FABP、IMA水平的影响［J］.陕西中医，2018，39（7）：863-865.

杨训永，刘建.氟西汀联合血塞通注射液对脑卒中后抑郁病人脑血流灌注量的影响［J］.中西医结合心脑血管病杂志，2016，14（14）：1658-1660.

张小雪，张京芬.国内急性期缺血性脑卒中的溶栓治疗现状分析［J］.中华老年心脑血管病杂志，2015，17（2）：222-224.

中国超重/肥胖医学营养治疗指南（2021）［J］.中国医学前沿杂志（电子版），2021，13（11）：1-55.

中国老年医学学会急诊医学分会，中华医学会急诊医学分会卒中学组，中国卒中学会急救医学分会.急性缺血性脑卒中急诊急救中国专家共识2018［J］.中国卒中杂志，2018，13（9）：956-967.

中华医学会神经病学分会，中华医学会神经病学分会脑血管病学组.中国急性缺血性脑卒中诊治指南2018［J］.中华神经科杂志，2018，51（9）：666-682.

中华医学会神经病学分会，中华医学会神经病学分会脑血管病学组.中国脑血管病一级预防指南2019［J］.中华神经科杂志，2019，52（9）：684-709.

中华医学会神经病学分会，中华医学会神经病学分会神经康复学组，中华医学会神经病学分会脑血管病学组.中国脑卒中早期康复治疗指南［J］.中华神经科杂志，2017，50（6）：405-412.

朱江，郭森，赵亮，等.健脾熄风活络汤治疗急性缺血性脑卒中复发疗效及对患者神经功能的影响［J］.陕西中医，2020，41（6）：740-742.

Adams HP Jr, del Zoppo G, Alberts MJ, et al. Guidelines for the early management of adults with ischemic stroke: a guideline from the American Heart Association/American Stroke Association Stroke Council, Clinical Cardiology Council, Cardiovascular Radiology and Intervention Council, and the Atherosclerotic Peripheral Vascular Disease and Quality of Care Outcomes in Research Interdisciplinary Working Groups: The American Academy of Neurology affirms the value of this guideline as an educational tool for neurologists[J]. Stroke, 2007, 38(5): 1655-1711.

Amarenco P, et al. High-dose atorvastatin after stroke or transient ischemic attack[J]. N Engl J Med, 2006, 355(6): 549-559.

Baijens LW, Speyer R, Passos VL, et al. The impact of texture-modified food interventions on the texture acceptance of older adults with dysphagia[J].

Dysphagia, 2013, 28(4): 473-482.

BERGE E, WHITELEY W, AUDEBERT H, et al. European Stroke Organisation (ESO) guidelines on intravenous thrombolysis for acute ischaemic stroke[J]. European Stroke Journal, 2021, 6(1): 112-113.

Bernhardt J, Langhorne P, Lindley RI, et al. Efficacy and safety of very early mobilisation within 24 h of stroke onset (AVERT): a randomised controlled trial[J]. Lancet, 2015, 386(9988): 46-55.

Brondani R, Maciel C, Guizilini S, et al. Hypertonic saline solution for refractory intracranial hypertension[J]. Arq Neuropsiquiatr, 2007, 65(3A): 673-677.

Chen ZM, et al. Indications for early aspirin use in acute ischemic stroke: a combined analysis of 40 000 randomized patients from the Chinese Acute Stroke Trial and the International Stroke Trial. On behalf of the CAST and IST collaborative groups[J]. Stroke, 2000, 31(6): 1240-1249.

Connolly SJ, et al. Dabigatran versus Warfarin in Patients with Atrial Fibrillation[J]. N Engl J Med, 2009, 361(12): 1139-1151.

Granger CB, et al. Apixaban versus Warfarin in Patients with Atrial Fibrillation[J]. N Engl J Med, 2011, 365(11): 981-992.

Hacke W, et al. Thrombolysis with alteplase 3 to 4. 5 hours after acute ischemic s troke[J]. N Engl J Med, 2008, 359(13): 1317-1329.

Hackett ML, Pickles K. Part I: frequency of depression after stroke: an updated systematic review and meta-analysis of observational studies[J]. Int J Stroke, 2014, 9(8): 1017-1025.

Hankey GJ, et al. Dabigatran etexilate for secondary stroke prevention in patients with atrial fibrillation: results from the RELY study[J]. Stroke, 2013, 44(3): 789-794.

Hoffer LJ, Bistrian BR. Appropriate protein provision in critical illness: a systematic and narrative review[J]. Am J Clin Nutr, 2012, 96(3): 591-600.

Jauch EC, Saver JL, Adams HP Jr, et al. Guidelines for the early management of patients with acute ischemic stroke: a guideline for healthcare professionals from the American Heart Association/American Stroke Association[J]. Stroke, 2013, 44(3): 870-947.

Johnston SC, Amarenco P, Albers GW, et al. Ticagrelor versus Aspirin in Acute Stroke or Transient Ischemic Attack[J]. N Engl J Med, 2016, 375(1): 35-43.

Johnston SC, et al. Clopidogrel with Aspirin in Acute Minor Stroke or Transient Ischemic Attack[J]. N Engl J Med, 2018, 379(3): 215−225.

Johnston SC, Amarenco P, Denison H, et al. Ticagrelor and Aspirin or Aspirin Alone in Acute Ischemic Stroke or TIA[J]. N Engl J Med, 2020, 383(3): 207−217.

Kernan WN, Ovbiagele B, Black HR, et al. Guidelines for the Prevention of Stroke in Patients With Stroke and Transient Ischemic Attack: A Guideline for Healthcare Professionals From the American Heart Association/American Stroke Association[J]. Stroke, 2014, 45(7): 2160−2236.

Lapchak PA, Zhang JH. The high cost of stroke and stroke cytoprotection research[J]. Transl Stroke Res, 2013, 4(4): 431−442.

Lee YS, Son SM, Kim YD, et al. Nutritional Risk and Nutritional Support in Acute Stroke Patients[J]. J Korean Med Sci, 2017, 32(6): 973−981.

Martino R, Foley N, Bhogal S, et al. Dysphagia after stroke: incidence, diagnosis, and pulmonary complications[J]. Stroke, 2005, 36(12): 2756−2763.

National Institute for Health and Care Excellence (NICE). Stroke and transient ischaemic attack in over 16s: diagnosis and initial management. Clinical guideline [CG68]. Updated July 2019.

National Institute for Health and Care Excellence (NICE). Stroke and transient ischaemic attack in over 16s: diagnosis and initial management. Clinical guideline [CG68]. Updated July 2019.

O'Collins VE, et al. Anticoagulants for preventing recurrence following presumed non-cardioembolic ischaemic stroke or transient ischaemic attack[J]. Cochrane Database Syst Rev, 2019, 3(3): 248.

Powers WJ, et al. 2018 Guidelines for the Early Management of Patients with Acute Ischemic Stroke: A Guideline for Healthcare Professionals from the American Heart Association/American Stroke Association[J]. Stroke, 2018, 49(3): e46−e110.

Powers WJ, Rabinstein AA, Ackerson T, et al. 2018 Guidelines for the Early Management of Patients with Acute Ischemic Stroke: A Guideline for Healthcare Professionals from the American Heart Association/American Stroke Association[J]. Stroke, 2018, 49(3): e46−e110.

Powers WJ, Rabinstein AA, Ackerson T, et al. 2018 Guidelines for the Early Management of Patients with Acute Ischemic Stroke: A Guideline for Healthcare

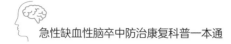

Professionals from the American Heart Association/American Stroke Association[J]. Stroke, 2018, 49(3): e46−e110.

Powers WJ, Rabinstein AA, Ackerson T, et al. Guidelines for the early management of patients with acute ischemic stroke: 2019 update to the 2018 guidelines for the early management of acute ischemic stroke: a guideline for healthcare professionals from the American Heart Association/American Stroke Association[J]. Stroke, 2019, 50(12): e344−e418.

Robinson RG, et al. Nortriptyline versus fluoxetine in the treatment of depression and in short-term recovery after stroke: a placebo-controlled, double-blind study[J]. Am J Psychiatry, 2000, 157(3): 351−359.

Sjöstrand C, Kroksmark AK, Ohlsson O. Nutrition and Eating Difficulties with Stroke[J]. Nutrients, 2018, 10(12): 1849.

Steiner T, et al. European Stroke Organisation (ESO) Guidelines for the Management of Spontaneous Intracerebral Hemorrhage[J]. Int J Stroke, 2014, 9(7): 840−855.

Uhlmann L, et al. Antiplatelet Therapy for Secondary Prevention of Non-cardioembolic Stroke or Transient Ischaemic Attack: A Review and Network Meta-analysis[J]. Cochrane Database Syst Rev, 2020, 1(1): 98.

Wang Y, et al. Efficacy and safety of statin therapy in the acute phase of ischemic stroke: a systematic review and meta-analysis[J]. J Stroke Cerebrovasc Dis, 2014, 23(3): 343−351.

Wardlaw JM, Murray V, Berge E, et al. Recombinant tissue plasminogen activator for acute ischaemic stroke: an updated systematic review and meta-analysis[J]. Lancet. 2012, 379(9834): 2364−2372.

Wijdicks EF, Sheth KN, Carter BS, et al. Recommendations for the management of cerebral and cerebellar infarction with swelling: a statement for healthcare professionals from the American Heart Association/American Stroke Association[J]. Stroke, 2014, 45(4): 1222−1238.

附录一　评估量表

1. Brunnstrom 评定量表

阶　段	上　肢	手	下　肢
I	无任何运动	无任何运动	无任何运动
II	仅出现联合反应的模式	仅有极细微的屈曲	仅有极少的随意运动
III	可随意发起协同运动	可作钩状抓握，但不能伸指	在坐和站位上，有髋、膝、踝的协同性屈曲
IV	出现脱离协同运动的活动：① 肩0°，肘屈90°，前臂可旋前旋后；② 在肘伸直的情况下肩可前屈90°；③ 手背可触及腰后部	能侧捏及松开拇指，手指有半随意的小范围的伸展	在坐位上，可屈膝90°以上，可使足后滑到椅子下方。在足跟不离地的情况下能背屈踝
V	出现相对独立于协同运动的活动：① 肘伸直的肩可外展90°；② 在肘伸直，肩前屈30°～90°的情况下，前臂可旋前旋后；③ 肘伸直位、前臂中立位，臂可上举过头	可作球状和圆柱状抓握，手指可一起伸展，但不能单独伸展	健腿站，患腿可先屈膝后伸髋；在伸直膝的情况下，可背屈踝，可将踝放在向前迈一小步的位置上

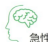

续　表

阶　段	上　肢	手	下　肢
Ⅵ	运动协调近于正常，手指指鼻无明显辨距不良，但速度比健侧慢（=5秒）	所有抓握均能完成，但速度和准确性比健侧差	在站立位可使髋外展到超出抬起该侧骨盆所能达到的范围；在坐位上，伸直膝的情况下可内外旋下肢，合并足的内外翻

2. MRC分级法评定标准

分　　级	表　　现
5	能对抗的阻力与正常相应肌肉的相同，且能作全范围的活动
5−	能对抗的阻力与5级相同，但活动范围<100%而大于50%
4+	在活动的初、中期能对抗的阻力与4级相同，但在末期能对抗5级的阻力
4	能对抗阻力，但其大小达不到5级的水平
4−	能对抗的阻力与4级相同，但活动范围<100%而大于50%
3+	能抗重力作全关节活动范围的活动，并能在运动末期对抗一定的阻力
3	能抗重力运动，且能完成100%的范围，但不能对抗任何阻力
3−	能作抗重力运动，但活动范围<100%而大于50%
2+	能抗重力运动，但活动范围<50%
2	不能抗重力，但在消除重力影响后能作全关节活动范围的活动
2−	在消除重力影响下能活动，但活动范围<100%而大于50%
1	触诊能发现有肌肉收缩，但不能引起任何关节活动
0	无任何肌肉收缩迹象
	评级结果
级	

3. 简明精神状态检查表（MMSE）

姓名： 性别： 年龄： 科室： 床号： 住院号：

主诉：

诊断：

1. 今年的年份	1	0
2. 现在是什么季节	1	0
3. 今天是几号	1	0
4. 今天是星期几	1	0
5. 现在是几月份	1	0
6. 你现在在哪一省（市）	1	0
7. 你现在在哪一县（区）	1	0
8. 你现在在哪一乡（镇、街道）	1	0
9. 你现在在哪一层楼上	1	0
10. 这里是什么地方	1	0
11. 复述：皮球	1	0
12. 复述：国旗	1	0
13. 复述：树木	1	0
14. 100-7	1	0
15. 辨认：铅笔	1	0
16. 复述：四十四只石狮子	1	0
17. 按卡片闭眼睛*	1	0
18. 用右手拿纸	1	0
19. 将纸对折	1	0
20. 放在大腿上	1	0
21. 说一句完整句子	1	0
22. 93-7	1	0
23. 86-7	1	0
24. 79-7	1	0
25. 72-7	1	0
26. 回忆：皮球	1	0
27. 回忆：国旗	1	0
28. 回忆：树木	1	0
29. 辨认：手表**	1	0
30. 按样作图	1	0

注：总份标准：文盲≥17；小学≥20；中学以上≥24。

*按卡片喊；卡片上书写的指令动作（闭眼睛）。

**辨认：出示手表问是不是刚才让他看过的物品。

评分低于上述标准即可考虑痴呆。

评定日期： 评定者： 电话：

地址：

4.日常生活活动训练（ADL）

姓名：　　性别：　　年龄：　　科室：　　床号：　　住院号：
主诉：
诊断：

Barthel 指数评分标准

项　目	分　类	评　分	得　分
大便	失禁	0	
	偶尔失禁	5	
	能控制	10	
小便	失禁	0	
	偶尔失禁	5	
	能控制	10	
修饰	需要帮助	0	
	独立洗脸/刷牙/剃须	5	
用厕	依赖别人	0	
	自理	10	
吃饭	依赖	0	
	完全自理	10	
转移	完全依赖别人、不能坐	0	
	需要大量帮助，不能坐	5	
	需要少量帮助或者指导	10	
	自理	15	

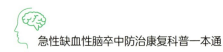

项　目	分　类	评　分	得　分
活动（步行）	不能动	0	
	在轮椅上独立行动	5	
	需要一人帮助步行（体力或者语言指导）	10	
	独自步行	15	
穿衣	依赖	0	
	需要一半帮助	5	
	自理	10	
上楼梯	有能	0	
	需要帮助	5	
	自理	10	
洗澡	依赖	0	
	自理	5	
总　分		100	

注：ADL能力缺陷程度：0～20分为极严重功能缺陷；25～45分为严重功能缺陷；50～70分为中度功能缺陷；75～90分为轻度功能缺陷；100分为自理。

ADL自理程度：0～35分为基本完全辅助；35～80分为轮椅生活部分辅助；80分为轮椅自理水平；80～100分为ADL大部分自理；100分为ADL完全自理。

评定日期：　　　　评定者：　　　　电话：

地址：

5. 美国国立卫生研究院卒中量表（NIHSS）

姓名： 性别： 年龄： 床号： 科室：

诊断：

项　目	评分标准	得分
1a. 意识水平 即使不能全面评价（如气管插管、语言障碍、气管创伤及绷带包扎等），检查者也必须选择 1 个反应。只在患者对有害刺激无反应时（不是反射）才能记录 3 分。	0　清醒，反应灵敏 1　嗜睡，轻微刺激能唤醒，可回答问题，执行指令 2　昏睡或反应迟钝，需反复刺激、强烈或疼痛刺激才有非刻板的反应 3　昏迷，仅有反射性活动或自发性反应或完全无反应、软瘫、无反射	
1b. 意识水平提问 月份、年龄。仅对初次回答评分。失语和昏迷者不能理解问题记 2 分，因气管插管、气管创伤、严重构音障碍、语言障碍或其他任何原因不能完成者（非失语所致）记 1 分。可书面回答。	0　两项均正确 1　一项正确 2　两项均不正确	
1c. 意识水平指令 睁闭眼；非瘫痪侧握拳松开。仅对最初反应评分，有明确努力但未完成的也给分。若对指令无反应，用动作示意，然后记录评分。对创伤、截肢或其他生理缺陷者，应予适当的指令。	0　两项均正确 1　一项正确 2　两项均不正确	
2. 凝视 只测试水平眼球运动。对随意或反射性眼球运动记分。若眼球偏斜能被随意或反射性活动纠正，记 1 分。若为孤立的周围性眼肌麻痹记 1 分。对失语者，凝视是	0　正常 1　部分凝视麻痹（单眼或双眼凝视异常，但无强迫凝视或完全凝视麻痹） 2　强迫凝视或完全凝视麻痹（不能被头眼反射克服）	

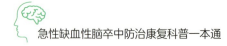

续　表

项　　目	评分标准	得分
可以测试的。对眼球创伤、绷带包扎、盲人或有其他视力、视野障碍者，由检查者选择一种反射性运动来测试，确定眼球的联系，然后从一侧向另一侧运动，偶尔能发现部分性凝视麻痹。		
3. 视野 若能看到侧面的手指，记录正常，若单眼盲或眼球摘除，检查另一只眼。明确的非对称盲（包括象限盲），记1分。若全盲（任何原因）记3分。若濒临死亡记1分，结果用于回答问题11。	0　无视野缺损 1　部分偏盲 2　完全偏盲 3　双侧偏盲（包括皮质盲）	
4. 面瘫	0　正常 1　轻微（微笑时鼻唇沟变平、不对称） 2　部分（下面部完全或几乎完全瘫痪） 3　完全（单或双侧瘫痪，上下面部缺乏运动）	
5、6. 上下肢运动 置肢体于合适的位置：坐位时上肢平举90°，仰卧时上抬45°，掌心向下，下肢卧位抬高30°，若上肢在10秒内，下肢在5秒内下落，记1～4分。对失语者用语言或动作鼓励，不用有害刺激。依次检查每个肢体，从非瘫痪侧上肢开始。	上肢： 0　无下落，置肢体于90°（或45°）坚持10秒 1　能抬起但不能坚持10秒，下落时不撞击床或其他支持物 2　试图抵抗重力，但不能维持坐位90°或仰位45° 3　不能抵抗重力，肢体快速下落 4　无运动 9　截肢或关节融合，解释：5a左上肢；5b右上肢	

项　　目	评分标准	得分
	下肢： 0　无下落，于要求位置坚持5秒 1　5秒末下落，不撞击床 2　5秒内下落到床上，可部分抵抗重力 3　立即下落到床上，不能抵抗重力 4　无运动 9　截肢或关节融合，解释：6a左下肢；6b右下肢	
7.肢体共济失调 目的是发现一侧小脑病变。检查时睁眼，若有视力障碍，应确保检查在无视野缺损中进行。进行双侧指鼻试验、跟膝径试验，共济失调与无力明显不呈比例时记分。若患者不能理解或肢体瘫痪不记分。盲人用伸展的上肢摸鼻。若为截肢或关节融合记9分，并解释。	0　无共济失调 1　一个肢体有 2　两个肢体有，共济失调在： 右上肢1=有，2=无 9　截肢或关节融合，解释：左上肢1=有，2=无 9　截肢或关节融合，解释：右上肢　1=有，2=无 9　截肢或关节融合，解释：左下肢　1=有，2=无 9　截肢或关节融合，解释：右下肢1=有，2=无	
8.感觉 检查对针刺的感觉和表情，或意识障碍及失语者对有害刺激的躲避。只对与脑卒中有关的感觉缺失评分。偏身感觉丧失者需要精确检查，应测试身体多处［上肢（不包括手）、下肢、躯干、面部］确定有无偏身感觉缺失。严重或完全的感觉缺失记2分。昏睡或失语者记1或0分。脑干卒	0　正常 1　轻-中度感觉障碍，（患者感觉针刺不尖锐或迟钝，或针刺感缺失但有触觉） 2　重度-完全感觉缺失（面、上肢、下肢无触觉）	

项　　目	评分标准	得分
中双侧感觉缺失记2分。无反应或四肢瘫痪者记2分。昏迷患者（1a=3）记2分。		
9. 语言 命名、阅读测试。若视觉缺损干扰测试，可让患者识别放在手上的物品，重复和发音。气管插管者手写回答。昏迷者记3分。给恍惚或不合作者选择一个记分，但3分仅给不能说话且不能执行任何指令者。	0　正常 1　轻-中度失语：流利程度和理解能力部分下降，但表达无明显受限 2　严重失语，交流是通过患者破碎的语言表达，听者须推理、询问、猜测，交流困难 3　不能说话或者完全失语，无言语或听力理解能力	
10. 构音障碍 读或重复表上的单词。若有严重的失语，评估自发语言时发音的清晰度。若因气管插管或其他物理障碍不能讲话，记9分。同时注明原因。不要告诉患者为什么做测试。	0　正常 1　轻-中度，至少有些发音不清，虽有困难但能被理解 2　言语不清，不能被理解，但无失语或与失语不成比例，或失音 9　气管插管或其他物理障碍	
11. 忽视 若患者严重视觉缺失影响双侧视觉的同时检查，皮肤刺激正常，记为正常。若失语，但确实表现为对双侧的注意，记分正常。视空间忽视或疾病失认也可认为是异常的证据。	0　正常 1　视、触、听、空间觉或个人的忽视；或对一种感觉的双侧同时刺激忽视 2　严重的偏侧忽视或一种以上的偏侧忽视；不认识自己的手；只能对一侧空间定位	
总分		
建议：		

评定日期：　　　　评定者：　　　　电话：

地址：

6.抑郁自评量表（DSD）

姓名：　　　性别：　　　年龄：　　　科室：　　　床号：　　　住院号：
主诉：
诊断：

评测项目	A	B	C	D
我觉得闷闷不乐，情绪低沉				
我觉得一天早晨最好				
我一阵阵地哭出来				
我晚上睡眠不好				
我吃得和平常一样多				
我与异性接触和以往一样愉快				
我感觉体重在下降				
我有便秘的苦恼				
我心跳比平常快				
我无缘无故感到累				
我的头脑与平常一样清楚				
我觉得经常做的事情没有困难				
我觉得不安而平静不下来				
我对将来有希望				
我比平常容易生气				
我觉得做出决定是容易的				

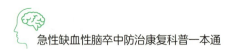
续　表

评测项目	A	B	C	D
我觉得自己是有用的人				
我的生活过得有意思				
我认为我死了别人好过些				
平常感兴趣的事情我仍然感兴趣				

评定日期：　　　　评定者：　　　　电话：

地址：

7. 焦虑自评量表（SAS）

姓名：　　　性别：　　　年龄：　　　科室：　　　床号：　　　住院号：
主诉：
诊断：

评测项目	A	B	C	D
我觉得比平常容易紧张				
我无缘无故感到害怕				
我容易心里烦乱				
我觉得我可能快发疯				
我觉得一切都好				
我手脚发抖				
我因为头疼而苦恼				
我觉得容易累				
我觉得心平气和				
我觉得心跳很快				
我因为头疼而苦恼				
我有晕倒发作				
我呼气吸气很容易				
我的手脚麻木刺痛				
我因为胃疼而烦恼				
我常常要小便				
我的手脚经常干燥温热				
我脸红发热				

评测项目	A	B	C	D
我容易入睡并且一夜睡得很好				
我做噩梦				

评定日期：　　　　评定者：　　　　电话：

地址：

附录二　相关网站

世界卒中组织：About WSO | World Stroke Organization (world-stroke.org)

美国卒中学会：About the American Stroke Association | American Stroke Association

欧洲卒中学会：What we do-European Stroke Organisation (eso-stroke.org)

亚太脑卒中组织：HOME | Apso (theapso.com)

国家卒中中心：(chinasdc.cn)